感染症と隔離の社会史

避病院の日本近代を読む

金川英雄
Hideo Kanekawa

青弓社

感染症と隔離の社会史——避病院の日本近代を読む

目次

カバー写真――一八九九年から一九〇三年頃の桃山避病院（毎日新聞社提供）
装丁――斉藤よしのぶ

凡例

〔1〕紹介する作品や資料の現代語訳は、文章の上下に線を引いた。

〔2〕原文をそのまま引用する場合は、文章の前後を一行空け二字下げて現代語訳と区別した。

〔3〕引用の際に原文の一部を省略する場合は（略）とし、引用文中で引用者が補足する場合は〔○○：引用者注〕とした。

まえがき

本書は過去の史料であり、未来への資料である。

東アジアの感染症対策は、日本が先駆けている時期が長く続いた。そして日本、台湾、朝鮮半島、中国東北部には、感染症に対する輝かしい勝利の記録があった。歴史は受け継がれ、それらの地域は新型コロナウイルス（以下、新型コロナと略記）の感染状況もおおむね安定している。もちろん、日本と台湾は四方を、半島は三方を海で囲まれているなどの有利な条件があったことも理由の一つだろう。

本書では、感染症に関する明治以降の歴史の集積、専門分野の記録ばかりでなく、過去の文学作品での記載も丹念に集めた。人々の生の声をできるだけ論理的に積み上げて、これから先、感染症に対してどのように行動したらいいかの指針などを組み立てた。特に感染症による隔離拘束という点に絞って、伝染病・感染症の専門施設である「避病院」の記憶を再構成した。

明治になってはじめて日本に入ってきた感染症にペストがある。ヨーロッパでは長い間、猛威をふるったが、日本は医療現場で多数の殉職者を出しながらも、それを短期間で根絶した。そのため、中世のペストの記録などを調べても日本の感染症対策には役に立たない。

現状をみて不思議なのは、明治時代からの長い防疫の歴史があるのに、過去の貴重なデータを取り上げて未来を語ろうとする人があまりいないことである。過去に避病院という歴史があるのに、それが現在の感染症対策の議論に全く生かされていない。そのためみな、自分の意見や感想を言い合っているにすぎなくなっている。そこで本書では、感染症にどのように対応したらいいかを考えるために、基礎史料といえる記録や文学を誰にでもわかるように現代語訳して解説を付して分析した。

第二次世界大戦が終わったときに陸・海軍病院が民間病院に転換(1)されたため、日本には大病院が数多い。感染症の重症者は、すぐ病院に入院させて治療する。この当たり前に思えるきめの細かい医療網が長寿国・日本を作り、現在でいえば新型コロナで亡くなる方が少ない理由の一つだろう。

都市封鎖（ロックダウン）という言葉を安易に使う人がいる。前後を考えないで、何か強い意見や他の国がやっていることを主張すると、強力な対策を提案しているように聞こえる。だが、場当たり的なために、新型コロナ陽性患者の増減によって意見が二転三転することになる。

また、感染症対策の現場の体験が、政府の政策やマスコミの報道にすぐ生かされることは少ない。最前線で働いている人間は、メディアに頻繁に出る暇はない。反対に、感染症治療の現場に、テレビや新聞などのマスコミが取材にくることもない。よく考えれば、感染を恐れる人間心理としては当たり前の話だ。実際にニュースでも、病院の玄関を遠くから映す程度だ。

筆者は総合病院に勤めているが、これまでと変わらず毎日通勤電車やバスに乗り、仕事も全く変わらない。通常の外来、入院業務の他に感染症検査に駆り出され、むしろ仕事は増えた。「日本はなぜ陽性者、死亡者が少ないか不思議だ。何か特別な民俗学的な理由などがあるのではないか」。病院から家に帰って、このような報道を聞くと体中から力が抜けてしまう。日本の医療体制や感染症対策は長い時間をかけて整備され、それが成功しているのだ。いまの日本は多方面で自信をなくしているのか、全国の医療者や保健所その他の人が踏ん張っているのになぜ率直に評価しないのだろう。

感染症に対して、日本では長い間、避病院という専門施設を全国に作って対応してきた。その歴史が知られていないのか、なぜか的外れな記述が多い。例えば避病院に入院すると亡くなってしまう、江戸弁で発音すると死病院だなど、およそ本質とかけ離れた情報だけが独り歩きしている。避病院に入院したからではなく、感染症にかかっているから亡くなるのだ。

東京では都立駒込病院、東京都保健医療公社大久保病院、都立墨東病院などが、避病院から発展して地域の基幹病院になっている。そのような例は全国で他にも多数ある。ただ、残念なことに、地域間の病院格差が大きかったことは忘れてはならないだろう。

怒りと悲しみを医療施設にぶつけても、問題は何も解決しない。そのため本書では、避病院に対して多面的な視点から史料を集めて、感染症の、特に隔離拘束という問題を考えてもらいたいと筆を執った。この先の未来に、同様のことがもし起きたとしても混乱せず適切に対処して、悲哀を感じて苦しむ人が一人でも少なくなることを切に願っている。

本書は資料提供を意図しているため、読者自身に独自に考えてもらうように工夫した。基本的な知識のうち、本筋から外れると思われるものはメモとして別枠にした。過去の医療体制はいまと異なるところがあるので、それらについても適宜補足してある。なお、本文中で説明しているが、かつて看護人という男性の職種が別にあったため、それと区別するために本書では看護師ではなく看護婦と表記している箇所がある。また、以前は伝染病と表記されていたが、本書では感染症にすべて統一した。史料は著作権が切れているものはできるだけ現代語訳して、感染症自体の説明もわかりやすさを優先したことを付言しておく。

注

（1）金川英雄『三浦半島の医療史——国公立病院の源流をたどる』青弓社、二〇二〇年

メモ　ウイルスと細菌の違い

新型コロナの感染拡大初期に、芸能人が、「検査の対象ではないと言われたが、何とか検査をしてもらったところ陽性だった」と発言して、メディアで大きく取り上げられた。陽性だと病院で治療などをしてもらえると思っていたようだが、家に二週間いてくれと言われただけだったと、がっかりした口調だった。事務所はあわててウェブサイトに、本人にはいろいろな症状があったと弁解した。体制が整っていないときに無理に検査に割り込むと、本来必要な他の誰かを列からはじき飛ばすことになる。反面教師にするべき出来事だった。

ウイルスと細菌の主な違いとして、細菌は一つの細胞だが、ウイルスは極端にいうと自分の遺伝子だけが入った注射器といってもいい。だから自分たちだけでは増えることができない。他の細胞に自分の遺伝子を注入して、同じウイルスを作らせる。重要なのはあまりに構造がシンプルなので、ウイルスに効く薬は乏しく、開発も困難だということだ。検査方法が進歩するようなスピードで薬は開発できない。

ウイルスを撃退する方法がないかといえば、そうでもない。人体は細菌やウイルスを防御する免疫と

いう、人間の社会でいえば軍隊や警察のような力をもっている。免疫は一度侵入した病原体の特徴を覚えて、その次に侵入すると攻撃する仕組みである。だがはじめての病原体の場合は、免疫が防御態勢を整える前に重症化することがある。そこで、あらかじめ弱い力しかもたない病原体や、毒性がないものを身体に入れて感染症に対する防御力や免疫をつけるのがワクチンであり、ウイルスに有効だ。また体力やその他の要素しだいでは、感染しても症状は出ないで、免疫力だけもつことがかなりある。

それなら集団全体が免疫力をもたなければ重い感染患者が増えるかといえば、そうではない。ある一定数以上の人が免疫力をもてば、次から次へと起こる感染の連鎖を防ぐことができ、爆発的な感染を抑えることができる。

スペインのインカ帝国やアメリカのハワイ王朝を征服した際には、感染症によって免疫力をもたない原住民の人口が減少したために国が滅亡したといわれている。

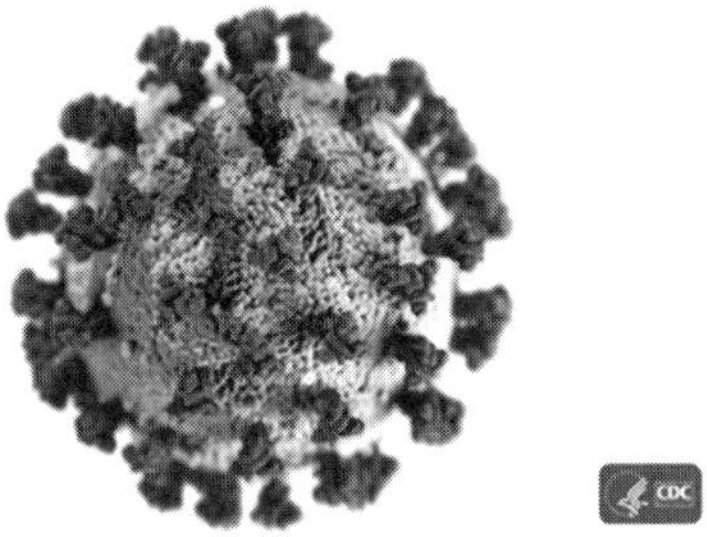

図1　アメリカ疾病対策センターが作った新型コロナウイルスのCG=CDC

メモ　コロナウイルス感染症

サーズ／ＳＡＲＳ（重症急性呼吸器症候群）は、二〇〇二年十一月十六日に、中国南部の広東省を中心に集団発生した。そして台湾の症例を最後に、〇三年七月五日、ＷＨＯ（世界保健機関）によって終息宣言が出された。重症な非定型性肺炎で、新型のコロナウイルスが原因であることが判明した。

マーズ／ＭＥＲＳ（中東呼吸器症候群）は、二〇一二年にサウジアラビアではじめて確認されていまだに終息していない別のコロナウイルスによる感染症である。ラクダがコウモリ由来のマーズウイルスに感染したことで、ラクダと密接に関わって暮らしていた人間が最初の感染者になった。コロナウイルスは唾液や粘液など、体液の飛沫で他の動物に、さらには人にも感染する。

これまでその他のコロナウイルスは、軽症のかぜの症状の原因の約三〇パーセントを占めていて、重症化の報告はほとんどなかった。一般的にコロナウイルスは構造が単純な分だけ変異しやすく、それがワクチンや治療薬の開発をするうえでの問題点である。

第１章　尾崎紅葉『青葡萄《ブドウ》』とコレラ対策

１　尾崎紅葉『青葡萄』を読む

中国の武漢を中心にして最初に新型コロナの流行が問題になったときに、中国当局は交通の要衝である武漢と多数の都市の周辺交通を遮断して、武漢の都市全体を隔離した（図２）。インターネットではさまざまな噂が飛び交った。

「Newsweek」電子版には、武漢の海鮮市場の野生動物値段表（図３）が載っている。また二〇二〇年三月五日からの全国人民代表大会、中国人民政治協商会議に報告を上げる湖北省（武漢市を含む）地方会が、一月十二日から十七日まで開催された。この審議結果が、三月に北京で国家主席も参加して報告された。十二日から十七日は新しい感染者はゼロで、十九日になると突然患者数が三倍以上に増加したのは、六日間分を一気に発表したからだった。

さらには一月二十一日にはウイルス騒ぎが鎮静化したと装うかのように、武漢市で湖北省春節祝賀演芸会まで開かれ多数の市民が集まった。

二〇二〇年一月二十二日に武漢を調査した香港大学のSARS専門家グアン・イー教授の見解

　感染拡大制御のタイミングは既に逸している。武漢は既に制御不能だ。これまでどんな感染症でも、食い止める方法があると思ってきたが、今回は無理だ[1]。

振り返るとグアン・イー氏は大変優秀だった。その後は彼が言うとおりになった。感染爆発が起こって、湖北省が隠蔽工作をしたとネットで叩かれた。

＊

近年、日本では認知症の高齢者の身体拘束が問題になっているが、歴史的に医療で患者を隔離あるいは拘束する疾患は、精神病、慢性感染症、急性感染症の三つだった。過去の慢性感染症による隔離の例ではハンセン病が有名だ。ずいぶん前になるが、筆者は、明治から戦前まで避病院という急性感染症隔離施設があることに気がついた。国内の急性感染症の隔離の歴史はいまは忘れられているが、精神病に関する史料を集めていたこともあり、当時の文献・一次資料を集め始めた。

感染症対策で政府は日本中に避病院を建設するように命じた。しかし、普通の病院でもそうだが、当時は

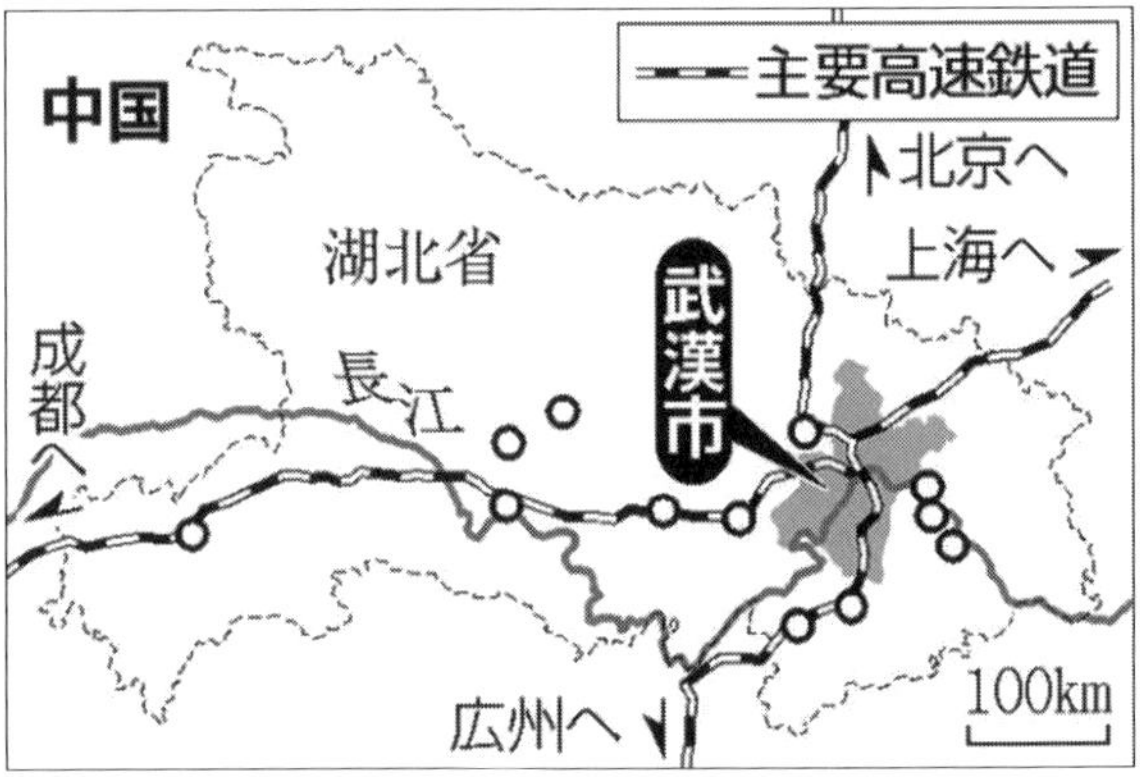

図2　封鎖された武漢市
（出典：「感染規模「SARSの10倍以上」…「すでに制御不能」との見解も」〔https://www.yomiuri.co.jp/world/20200125-OYT1T50088/〕［2020年1月25日アクセス］）

都市と地方では内容にずいぶん格差があった。規模は異なるが、新型コロナのときに中国が一週間で建設したプレハブのコンテナ病院、あるいは展示会場を改装して代用病院にしたものと変わらないものもあった。

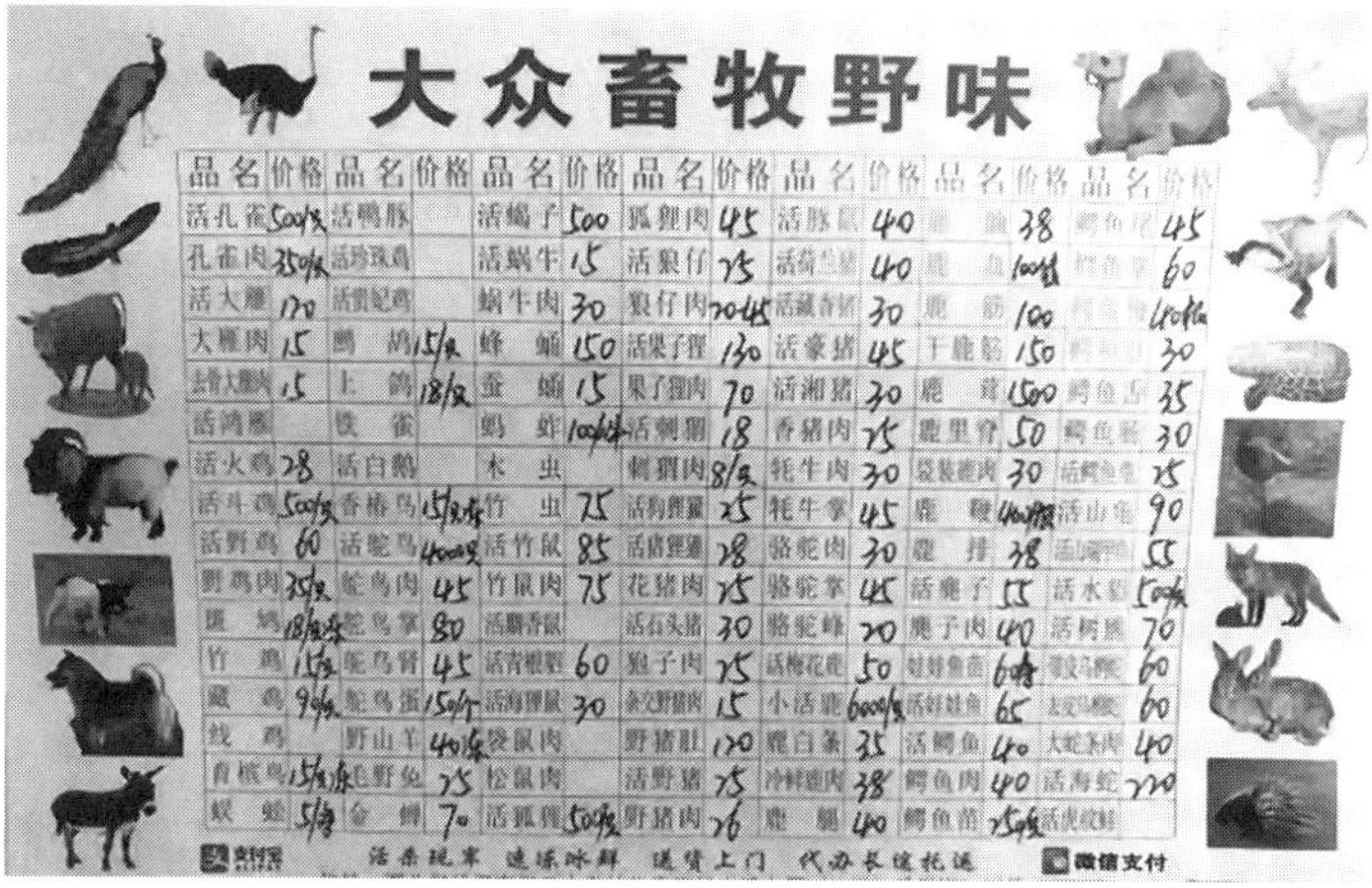

図3　武漢の海鮮市場の野生動物値段表
（出典：「Newsweek」電子版〔https://www.newsweekjapan.jp/stories/world/2020/01/post-92211.php〕［2020年1月25日アクセス］）

建物を急造しても、医療設備や医師、看護スタッフなどが完備されていなければ治療は困難なのである。名ばかりの隔離施設だと、ダイヤモンド・プリンセス号の船内で濃厚接触となり患者が多数出たのと同じ危険が予想される（図４）。病気を抱えあるいは疑いをかけられて収容される人間の不安、そして隣で人が亡くなっていく恐怖は、考えただけで恐ろしい。

　避病院に悪いイメージをもつ方もいるだろう。そこで多数の人が亡くなったからだ。だが、避病院に入院したから亡くなったのではない。感染症にかかったから亡くなったということに留意してほしい。

　感染症隔離の記録を探していて、尾崎紅葉の私小説『青葡萄《ブドウ》』[2]を見つけた。尾崎紅葉[3]は明治の文豪であり、一八九七年から連載した代表作『金色夜叉』（「読売新聞」一八九七―一九〇二年）は、胃がんで亡くなったため未完になった。その物語のなかでは、学生の間貫一の許婚《いいなずけ》であるお宮が結婚間近にある大富豪に嫁いでしまう。激怒した貫一が、

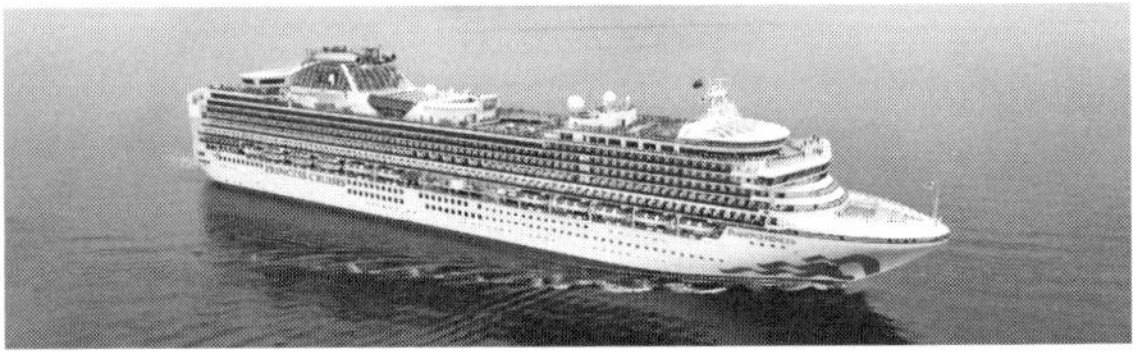

図4　ダイヤモンド・プリンセス号。イギリスＰ＆Ｏ社が所有、アメリカのプリンセス・クルーズ社で運航されている豪華客船
(出典：「PRINCESS」〔www.princesscruises.jp/ships/diamond-princess/〕［2020年3月20日アクセス］)

熱海の浜辺でお宮を問い詰めて足蹴にする。このときの貫一のせりふ「来年の今月今夜のこの月を、僕の涙で曇らせてみせる」が知られている。舞台になった熱海の海岸には「お宮の松」がある。最初は「羽衣の松」と呼ばれていたが、一九一九年八月に『金色夜叉』の句碑が建立され、そう呼ばれるようになった。

その尾崎の作品『青葡萄』は、日常の話し言葉で文章を書く言文一致体による作品で、一八九五年九月十六日から十一月一日まで「読売新聞」に計三十八回連載された。尾崎の身の回りに起きたことを描いている私小説で、主な出来事は、九五年八月二十六日、内弟子の小栗風葉《ふうよう》が「コレラ」の疑いで、避病院に送られた事件をもとにしている。実際は、尾崎の庭の未熟の青葡萄を食べて、嘔吐・下痢を起こした食あたりだった。

避病院は地図記号でも普通の病院と分けられていた。理由はたぶん安易に近づくなという警告のためだと思われる（図5）。火葬場の近くに設置されることも多かった。感染の拡大を防ぐために、亡くなるとすぐに火葬するためだったのだろう。

避病院は日本全国に設置され、昔の地図には明記してあるので場所の特定は進んでいる。だが、どのように運用されていたかは記録が残っていないため、よくわからなかった。『青葡萄』は国立国会図書館デジタルコレクション[4]で読むことができ、弟子の避病院入院までの経緯を尾崎の目で見たまま書いている。一般には有名ではないが、文学界では名前が知られていて文学研究の論文もある。

この作品の医学的価値は、街のなかでコレラなどの急性感染症者が出たときに、どのように対処したのか

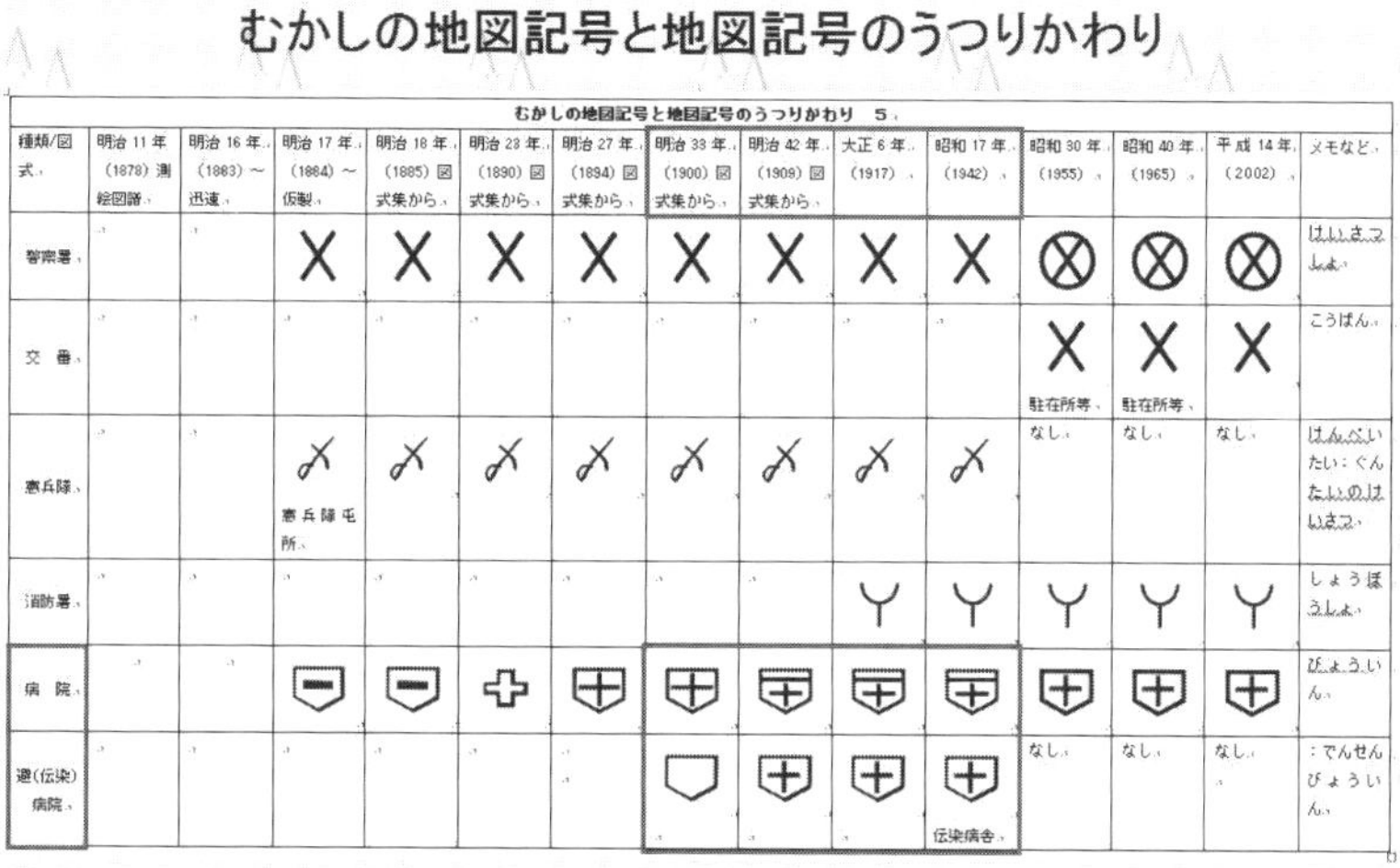

図5　避病院の記号の変遷
（出典：「旧浦和市域にあった火葬場と伝染病院」〔https://blog.goo.ne.jp/manpoarukuhito/e/3595854eecdecd77541221ae854fcd16〕［2020年1月18日アクセス］）

手順が克明にわかる点にある。さらに貴重なのは、観察眼がある作家の目で見た自身の内面の感情の動き、病者との人間的交流まで細かく描写していることだ。

尾崎紅葉は結婚して、一八九一年三月から亡くなるまで横寺町四七番地の鳥居家の母屋に住んだ（図6）。同家は彼の俳号を取って十千万堂《とちまんどう》ともいわれた。十千万とは数や量が非常に多いことをいう。『金色夜叉』もここで書いたとされ、門下生には泉鏡花、小栗風葉、徳田秋声、柳川春葉などがいた。

これから紹介する『青葡萄』は、ある程度の医療知識がないと十分に分析できないので、現代文に直して医学的な解説を加え、読者がそれを追体験できるようにした。また『青葡萄』は登場人物を仮名で書いているのだが、新聞小説のためか途中で仮名が変わっている場所もあるのですべて作家としてデビューしたあとのペンネームにした。なお、段落も読みやすさを優先して筆者が分け直した箇所がある。

『青葡萄』には、一八九五年八月二十五日、尾崎が朝寝坊して、「土人形」という名の三人はがき俳句会の句をひねり出すシーンがある。『青葡萄』は明治期の貴重な文化史の記録という一面もあり、郵便制度が整ったばかりの当時、知識人の間でそのような遊びが盛んだったことがわかる。

午後四時からは矢場(5)に、弓矢の点数を争いにいった。日本語も変化している。文中の「一拳《ひとこぶし》争う」「天狗

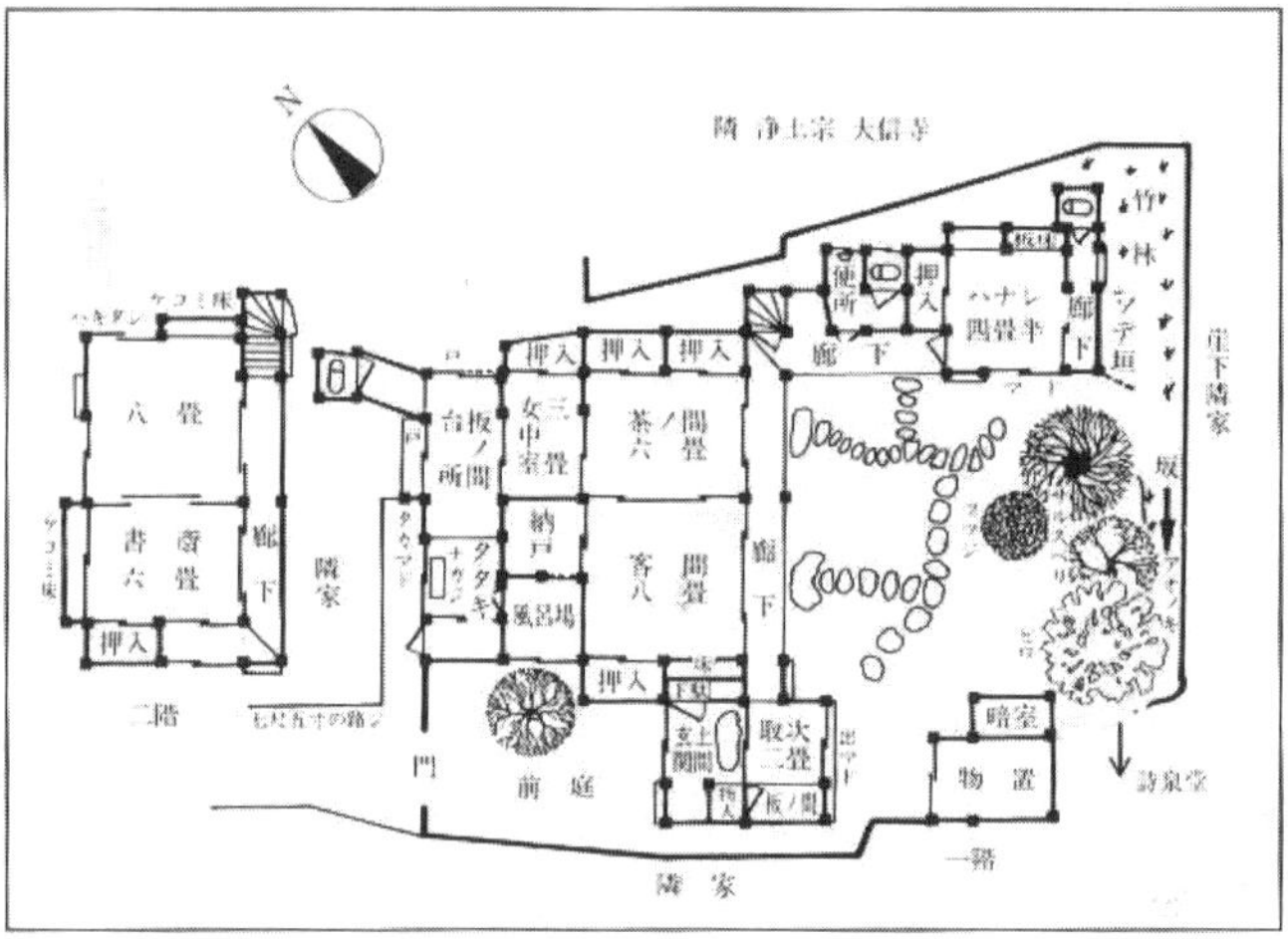

図6　尾崎紅葉自宅
（出典：籠谷典子編著、真珠書院編『東京10000歩ウォーキング――文学と歴史を巡る：No.13 新宿区 神楽坂・弁天町コース』明治書院、2006年）

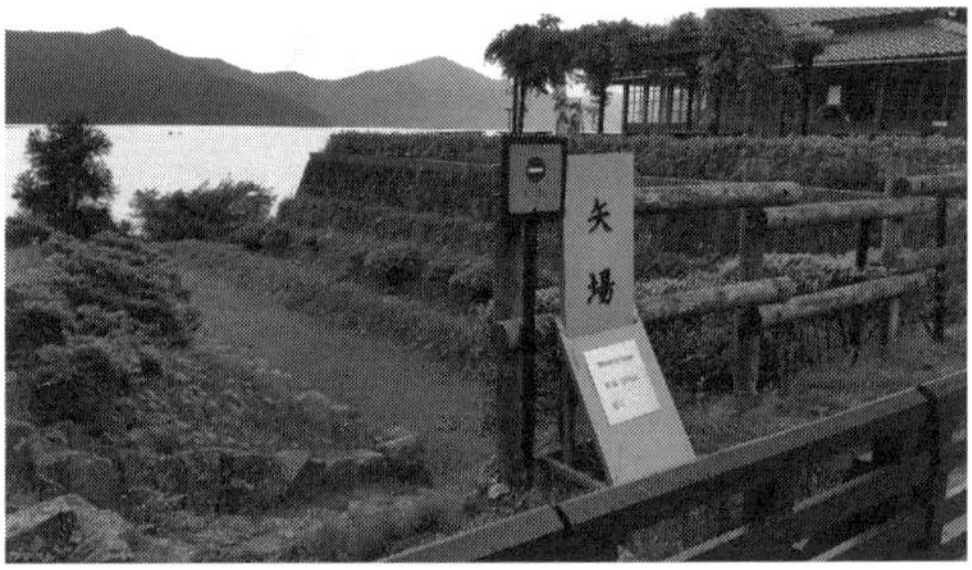

図7　箱根関所矢場跡（2020年5月31日調査）

道」という言葉は死語だろう。弓道は江戸時代から武芸のたしなみと娯楽としておこなわれた。二〇一九年に東海道の箱根関所を神奈川県が完全に復元したが、文献に基づいて正確さを期したため矢場跡がある（図7）。武士が仕事の合間に訪れていたのだろうが、関所にもあったくらいで、当時はそのような場所があちらこちらにあった。

『青葡萄』に話を戻すと、尾崎は弓矢の争いが終わり、知人に近所の洋食屋に招かれて会食をする。ステーキをフォークで食べるのが最新の流行だった。そこに自宅から使いが来る。以下、本文の現代語訳をごらんいただきたい。

メモ　風葉

小栗風葉、本名は加藤磯夫（旧姓：小栗）、一八七五年二月三日生まれ、一九二六年一月十五日没。日本の小説家。愛知県知多郡半田町（現・半田市）に薬種商（美濃半）(1)の長男として生まれる。

文学に志をもち、家業は弟に任せて尾崎紅葉に師事、一八九四年に徴兵検査のため帰京したときに、文学と家業との進路について家族と対立して廃嫡される。尾崎は風葉を自宅に住まわせるほど親分肌だったが、親身になって面倒をみたのは風葉がこの事件で勘当されていたからだった。

一九〇〇年に豊橋市の財産家の長女・加藤籌子《かずこ》と結婚して婿養子になった。数々の作品を発表したが、弟子による代作が多く、名声を落とす一因になった。尾崎が死んで『金色夜叉』が未完になると続きとして『終編金色夜叉』を執筆した。一〇年に、豊橋に隠棲して同地で亡くなった。

注

（1）薬種商（美濃半）：美濃半薬局として現存する。ウェブサイトには次のようにある。「本来なら当薬局三代目となるべき男が、明治・大正時代に尾崎紅葉門下の四天王の一人として活躍しました」。「保険薬局美濃半薬局」（http://www.cac-net.ne.jp/~minohan/）［二〇二〇年六月十七日アクセス］

一

ボーイがやってきて、「お宅から一人、来ています」と言う。

自分はすぐ立ち上がり、二階の手すりから門にたたずむ門生の春葉に呼びかけた。客が来たのかと尋ねると、「いえ、ちょっと」と彼は意味ありげに自分をじっと見つめた。

家から使いがあると、ここから上下《うえした》で応対するのがいつものことだが、今夜に限って彼は少し違っていた。（略）

「風葉君の容態がよくないので、すぐにお帰りください」

という声が震えている。

「風葉の病気？　何だ」（略）

彼は二週間前から胃が弱り服薬しているが、この二、三日は食欲がなく、粥を食べて、ごろごろしていたのではないか。今日の午後まで異常がなかった者が、心臓や脳出血のように人を呼び立てるほどの変化があるわけがない。（略）

「どうした？」

我ながら震え声で問い詰めた。

彼はあたりを見回した。

「嘔吐し始めました」（略）

「よし、行け。医者は」（略）

彼は走りかけた身をねじり、

「K氏〔尾崎の知り合いの医師：引用者注〕を呼んでまいります」（略）

二

（略）

妻と乳飲み子は昼過ぎから実家に行って留守なので、家のなかは静まり返り火が消えたようだった（図8）。尾崎の祖父母は自分を見ると左右から詰め寄って、風葉が大変だよ、どうだろうね、とひどくあわてていた。私は立ちながら、

「心配することはないよ」

と言い捨てて縁側を曲がって、突き当たりの一間の扉を開けた（図9）。四畳半の片隅に、向こう向きに枕を外しかけて、気だるそうに風葉は横たわっていた〔図6のハナレと書かれた部屋に風葉は寝ていた：引用者注〕。（略）

枕元には、薬瓶と小茶碗を盆に載せてあり、器に入れた氷を砕いたのが、残り少なに浮いている。まず驚いたのは少し離れて、耳だらいが置いてある〔両方に取っ手があるたらい。当時は口をすすぐのに使った。嘔吐物があるのを目の当たりにして、尾崎は動揺した：引用者注〕。

自分がわざと元気よく、

「風葉どうした」

と枕元に座ると、彼はすぐに勢いよくこちらを向いて苦笑いをした。（略）

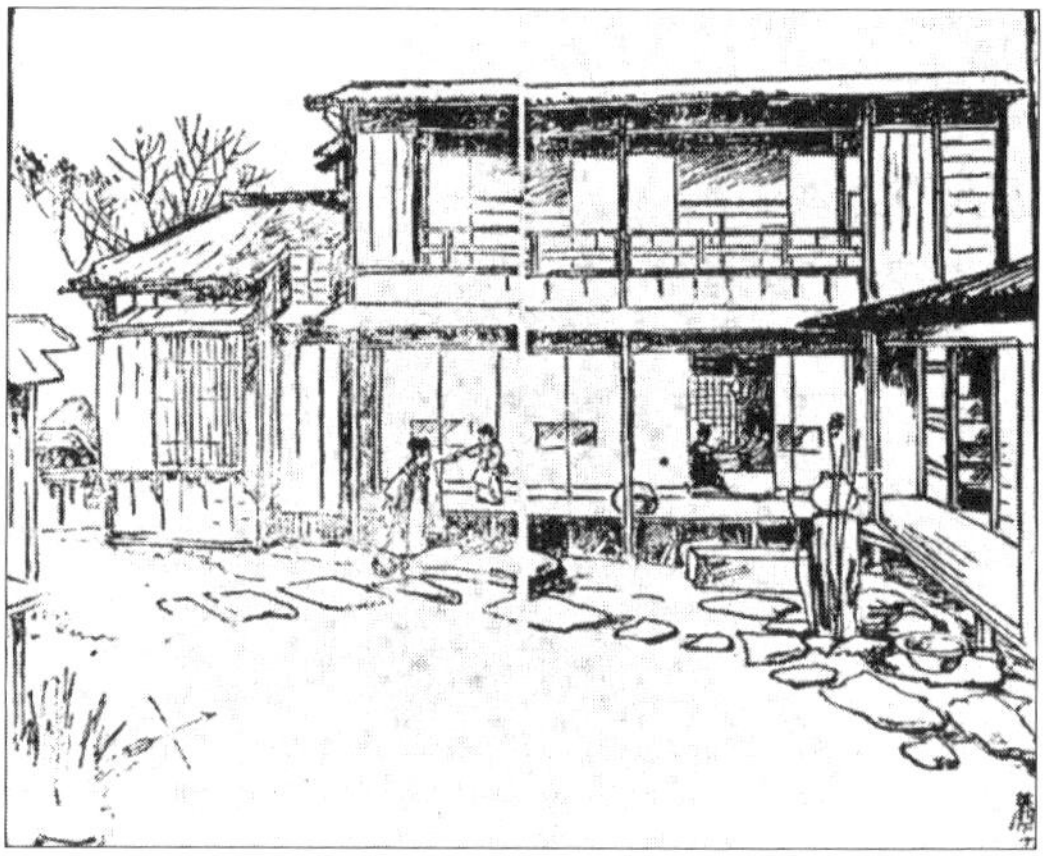

図8　尾崎紅葉の家
（出典：伊藤整『日本文壇史４――硯友社と一葉の時代』〔講談社文芸文庫「回想の文学」〕、講談社、1995年）

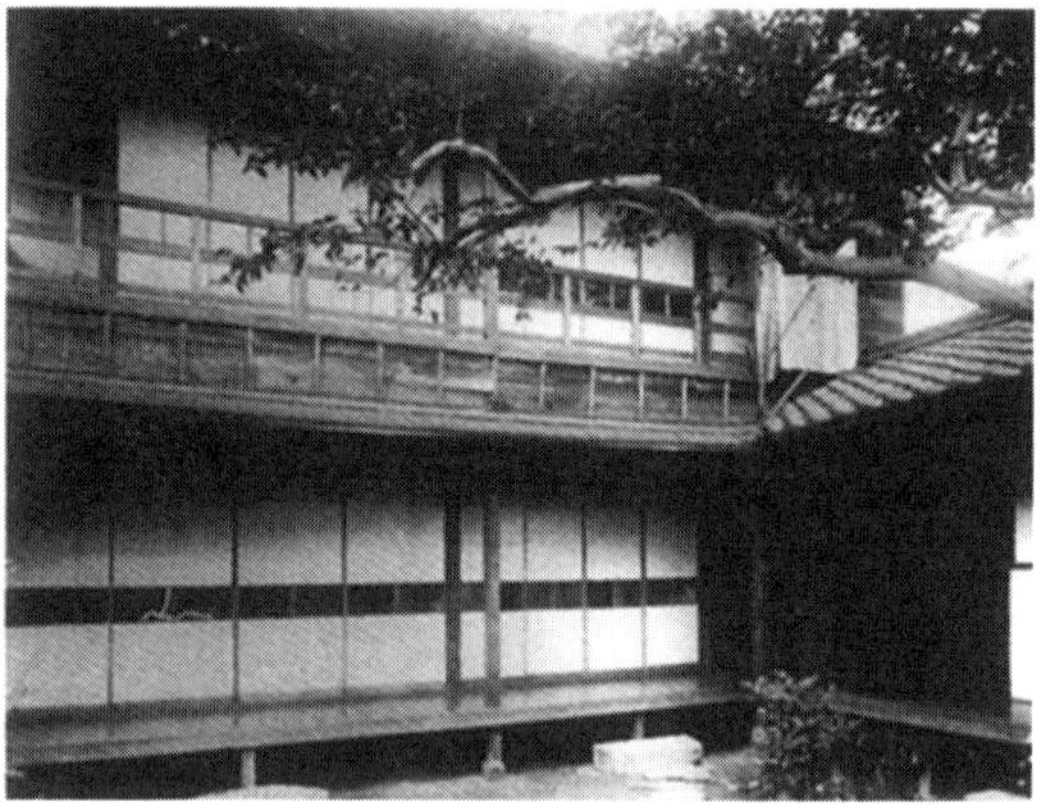

図9　尾崎の自宅写真（泉鏡花記念館「泉名月氏旧蔵 泉鏡花遺品展」）
（出典：「尾崎紅葉　十千万堂」〔http://kagurazaka.yamamogura.com/totimando/〕［2020年7月20日アクセス］）

自分は実に驚いた。いまはさすがに病気の身の上でだるそうに見える。行ってらっしゃいと〔矢場に行くとき：引用者注〕玄関で送った者が、四時間ばかりの間に弱ったのか、やつれたのか、やせたのか、やせも、弱りも、やつれもして、喜界が島の流人(6)を見るように衰えたのである。これが嘔吐の結果かと思えば、彼の病気はおろそかにはできないことがわかる。

自分は胸が詰まって、ただ患者の顔を見守るばかりだった。彼は例の苦笑いをして、

「へい、何、大したことはございません」

大したことはない？　彼は自分の顔色を見ていないからそんなことを言うのだ。あるいは自分でわざと言っている。心苦しいが、彼の見た目は半死の病人だ。

「何か食べないといけないな」

「何も食えません、氷の他は」

と彼は答えた。

このときまた驚かされたのは、彼の声がややしわがれたのだ。（略）

しきりに涙がこぼれ、氷のおかわりを呼ぶ。コレラ患者はいやしいほど氷をほしがると聞いていたから、この渇きが最も自分の心を痛めたのである。もしや悪化の前触れではないかと。あまりの心細さに、すり寄って彼の顔色を見ようとした。途端に彼は三回ばかりしゃっくりをすると、起き上がって枕元の耳だらいに顔を入れた。

思わず自分の息を止めた。すぐに彼は吐き出したが、吐くのは水ばかり、なめた氷を戻すのである。ちょうどそのとき、隣近所は静かで家のなかも静まり返っているので、彼が嘔吐してせき込む音は、あたりにけたたましく響く。庭を隔てて、すぐ前に人の家がある。午後九時半頃なので、声こそしない

がまだ起きている。
この音が聞こえはしないか、聞こえて密告でもされたらどうするか。そういう例がいくつもあると聞く。自分は感染症を隠すような卑怯な男ではない〔あとで取り上げる正宗白鳥『避病院』(7)では、夜間に巡査が巡回する場面がある：引用者注〕。だが、吐いただけではコレラとはいえない。一日家で手を尽くしてみたいが、コレラと騒がれて検疫係に踏み込まれでもしたら、患者の精神を痛ませることになり、いかにも情けない。
少し静かにしろ、と喉元まで出かけたが、いや、いや、苦しくて吐くものを、静かにしろとは無理である。苦しい身には近所の手前も検疫係もあるものではない、とあわてる心を抑えて、彼が吐き終わるのを待った。この間の自分の心の痛みは、何とも言うに言われなかった。
彼は一息つくと、ばったりうつ伏せに倒れた。手のつけようもない、自分はしきりに思いをめぐらし、たばこを一本ふかした。(略)
〔その後、尾崎は酒屋でワインを買ってくる。明治の頃、ワインは薬だと認識されていたようだ。斎藤茂吉の随筆に、精神科の松沢病院で斎藤が患者にワインを処方する話がある：引用者注〕
帰りながら考えた。彼はコレラなどの忌まわしい名がつくものではない、類似でも、疑似〔コレラ：引用者注〕でもない。つまり胃腸カタル〔急性胃炎：引用者注〕のやや激しいものである。一命に関わることは決してない。しかし、あのまま飲食が絶えて、明日にもなり、気候でも悪かったならば、悪化しないともかぎらない。そうまでいかなくても衰弱し……それもわからない。このワインをどうにか飲ませて、少しでも持ち直させたい。
このワインのビンを両手に持つと、手先に感じたガラスの冷たさ、それがほとんど風葉の脈を診たと

き と同じように感じた。自分はあわただしく、ビンの他のところに触れてみた。脈はなくずいぶん冷たかった。それに驚いて駆け出した。

〔このあと、小説家志望者には急に原稿を送り付けて見てくれという無礼な者が多いという苦言が長く続く。風葉は礼儀正しいので、とことん面倒をみるという伏線のようだ：引用者注〕

「はい、ありがとう存じます。いただいてみますが、どうも胸がむかむかします」

と彼はようやく起き上がって、罪があるかのように詫びた。その声はいよいよしわがれたようである。

「しかし、おれが買ってきたのだから飲みな」

とビンを引き寄せて、栓抜きを刺した。

門下生に対する自分の「おれが」という言葉は、最上級の厳命で彼らは先生の「おれが」には無理にでも服従しなければならないように教育されていたのである。はたして彼は、

「飲んでみます」

と奮い立って答えた。

「みますではいけない、飲むのだ」

と例の皮肉を言って迫った。栓を取ってコップに注いで、まず自らなめて、

「うむ、これはいい」

と患者の前に出すと、

「とてもこんなには飲めません」

なるほど多すぎたから、また半分ばかり飲んで、あまりを勧めた。

彼は一口飲むと躊躇したので、

「ぐっと飲め、ぐっと飲め」

と自分はしきりに迫った。彼はぐっと飲み、飲み終わると口を閉じて、しばし天井をにらんでいたが、すぐに込み上げる音が聞こえる。彼はますます口を結ぶ。

「吐くな、吐くなよ。吐いちゃいかんぞ。思い切って飲み込んでしまえ。吐こうとするから吐くのだ。吐くまいとすれば、吐きはしない。なんでもいいから、飲み込め」

　自分もこぶしを握って、膝が前に出る。やにわに彼は身を起こすと、見る間に耳だらいに顔を入れた。彼は大量に吐いた。自分は失望して、その背中をさすってやるのも忘れて、ただ彼の嘔吐を見守るばかり。（略）

三

　K氏は静かに病室〔離れ：引用者注〕に入ってきた。自分はあいさつもそこそこに、

「何か食べられる工夫はありませんか」

出し抜けに尋ねた。

「まあ、診ましょう」

医者が診察にかかったので、自分は固唾《かたず》をのんで見守った。

聴診のあとに腹部の触診にかかった。（略）

「ブドウ酒はどうでした」

「やはり吐いてしまうのです」

「それじゃブランデーはどうだろう」

と医者は首を傾けたから、

「ブランデーはないが、ウイスキーはどうでしょう」

あるならそれをと言うので、書斎の戸棚から出してきて、Ｋ氏の前に置いた。

医師はこれを水で割って患者に飲ませたが、一、二分のあとにはいままでのように苦しげに吐き出してしまう。

「いけないな、いけないな」

と自分は顔をしかめて、頭をかきながら髪をむしった。Ｋ氏は冷静に患者の様子を眺めていた。

春葉が一・五キロの氷を抱えて、息せき切って帰ってきた。（略）

「どうでしょうか、診断は」

医者は苦笑いをして、

「私なら腸カタルと診断して心配はないと思うけれども、こういうときですのでもう一人誰かに診させてくださいませんか」

これに自分は応じて答えた。

「よろしい、誰でもあなたの心やすい方を」

医師はこの申し出を気の毒に思ったらしい。なぜならもう一人と望むのは、八〇パーセントまでもしもの心配がある証拠である。Ｋ氏と自分との交際は、医者と患者の間ではなく、私的関係である。

友人でありながら、立ち会い医を呼んで責任を免れようとするのは、いかにも薄情である。九〇パーセントの疑いをもっても、あらんかぎりの力を尽くして引き受けてくれるのが友人である。自分の恨みを受けるのではないかと、恐れるのではないか。考えてみれば、きっとそうだろう、こういう場合は医者たる者の最も切ないところである。

多少の教育や理解がある者でも、コレラの疑いがあるとはっきり言われるよりは、曖昧に腸カタルと濁されたほうが嘘でもうれしい。それが人情である。自分は少しもK氏を恨みには思わなかった。しかしずいぶんと頼もしくないと思った。

だがおそらく、これは素人《しろうと》考えというのだろう。なるほどこのとき、確かに自分は素人だった。避病院は人の生き肝を取るところ〔当時そんな噂が流れた：引用者注〕と思うほどの素人ではないが、無責任な治療と不親切な看護は人を殺すに足るものと疑う素人だった。

K氏はおもむろに話しだした。

「実に医者も困る。長年の患者に嘔吐があったときには、本当に困る。いい関係の間では、吐いたから〔警察に：引用者注〕届ける、下痢したから訴えるという規則どおりにもいかない。吐いたにしろ、下痢をしたにしろ、薬を与えると二、三時間でケロッと治る者もいる。それを待たないであわてて届けるのは、実際酷な話だ。けれど吐いたり、下痢をしたりしたら、直ちに届けろというお達しなので、違反すれば罰則だ。これが間違って感染症を隠したとなると、罰則も厳しくなり六十円だ。六十円はかなり痛い」

と笑う。自分も笑いながらうなずいた。

「私はけさ警察に呼ばれて、説教を頂戴したのです。ご存じでしょう、肴《さかな》町の魚又《うおまた》の一件。あれは患者です。前から胃が悪いので、私が診察して薬を処方していた、普段はなんでもない、吐き下しもなかった。それが急に具合が悪いといって呼びにきた。すぐに行ってみると、さっきから吐き下しを始めたというわけで、昨日までは何もそんな症状はなかった。

聞いてみるとどうも食事が摂れないというので、昼飯前に梨を三つ食べたという。胃が悪くて梨を三つは、季節的に最も悪い。それだけならまだいい、昼飯に天ぷらとはどうでしょう。半分ほど食べると、胸やけがして、食べられないので、食事はやめてまた梨を二つ」

自分は頭を抱えた。〔二人は食べ合わせが悪いと言っている。天ぷらとスイカが有名だが、当時は天ぷらと梨もそうだったようだ：引用者注〕

「そいつは悪い」

「実に悪い、非常に悪い。それからすぐに吐き下しを始めたので」

「そうならなければ嘘だ」

「そのときに呼びにきたので、行って吐いたものを見ると、真っ黒」

「真っ黒？　白くなくて黒いの」

自分は、ただあきれた。墨を吐くとは、前代未聞のコレラである。

「コレラの吐瀉物はとぎ汁のようだとはよく言ったものです。魚又の亭主のは、色がついていたので驚いた。何を食べたかと聞いてみると、梨に天ぷら、それはわかったが、それでは黒くない。詳しく聞くと、梨を黒焼きにして食べたというのです」

自分は心配を忘れて、思わず大笑いをした。

メモ　感染症と役所・物価

内務省は、一八七三年十一月十日に設置され、一九四七年十二月三十一日に廃止された。国内の行政の大部分を統括する役所で、ここからしだいに多数の役所が独立した。厚生省の設置は三八年一月十一日で、それまでは厚生省は内務省の一部門だった。感染症は当時内務省の警察が管理したので、『青葡萄』ではこのあと、交番に届け出るシーンがある。長い時間をかけて、そして多くの人の努力によって感染症対策は進歩していった。『青葡萄』では、疑わしい者をすぐ届けなければ警察署でお灸をすえられ、隠したとなると罰金が六十円とある。

明治三十年頃、小学校の教員やお巡りさんの初任給は月に八―九円ぐらい。一人前の大工さんや工場のベテラン技術者で月二十円ぐらい（略）。当時の一円は、現在の二万円ぐらいの重み[1]

当時の物価と給料は現代と差があり、公務員の給料は五十円というから、一円はいまの一、二万円というのが妥当だろう。まずは警察署に呼ばれて注意を受ける。医師はそれだけでもプライドも傷つけられ、大変な苦痛だ。簡単には換算できないが、その次は六十万から百二十万円相当の罰金を科せられるようだ。

注

（1）「明治時代の「1円」の価値ってどれぐらい？」「man@bow（まなぼう）」（https://manabow.com/zatsugaku/column06/）［二〇二〇年三月二十三日アクセス］

メモ　黒焼き

明治時代の本には黒焼きがときどき出てくる。精神障害者の調査をした『精神病者私宅監置の実況』[1]には、樫田五郎が一九一四年に富山を調べ、猿頭、狐舌、鹿の胎児などの黒焼きがあると記している。黒焼きは材料を燃やすのではなく、酸素を遮断して炭化させることをいう。木材を燃やすと灰になるが、蒸し焼きにすると炭になる。材料本来の隠れた性質を引き出すといわれ、その効果を狙ったものらしい。イモリの黒焼きが惚れ薬になるという類いだ。

『青葡萄』では、梨を食べたが吐いたものは黒かったとある。なぜ黒焼きにしたかというと、東洋医学で梨は生で食べると体を冷やして解熱に効果があると昔はいわれていたためだ。また、当時は梨と天ぷらは食べ合わせが悪いといわれていたようだ。

『黒焼の研究』[2]では黒焼きは単純な炭素質ではないと主張しているが、その後の成分研究では効果は証明されなかった。「猿頭霜」は頭痛や精神の薬として珍重された。『黒焼の研究』によれば、購入者が偽物を恐れるため、昔から原形を保持したものが好まれた。昔は黒焼き商という専門家がいて、ありとあらゆる動植物が黒焼きの対象になった。関西の落語のネタにも黒焼きがあり、演目『天神山』にはキツネの黒焼きが出てくる。演目『いもりの黒焼き』では、結合しているいもりを無理やり引き離して黒焼きにすると、惚れ薬の効果が絶大だとまことしやかに話される。

二〇一一年六月十七日に宇都宮市内で筆者は、一八九二年に創業した猿頭を陳列している店から話を聞くことができたが、その後店はなくなった。

注

(1) 呉秀三、金川英雄訳・解説『[現代語訳]精神病者私宅監置の実況』医学書院、二〇一二年、二六八ページ

(2) 小泉栄次郎『黒焼の研究』宮沢書店、一九二一年、五ページ。復刻版が谷口書店から一九八七年に出ている。

これは届けなければいけないから、と言い聞かせて届けた。届けたのはよかったが、すぐに届けなかったというわけで、呼び出されて叱られたのは少し無理なようだ。私が継続して診ていた病人にはちがいないが、吐き下してから診察を始めて、それですぐに届けたのだから、隠したのでも放っておいたのでもない。それでも呼び出されるほどやかましい。

ことに牛込警察は厳しい。それというのも、意外に蔓延の兆候があるので、また患者を隠したとかい

うことで、罰金になった医者もいるという始末だから、なおもって取り調べが厳しい。現在、刑事、巡査が尾行している医者もあるそうだ。どうも規則が厳しくて仕方がない。

私が風葉君を治療するのはいいのだが、悪化しないともかぎらないのでそのときに困る。また魚又の二の舞いになり、今度は必ずやられる。立ち会い医がいれば都合がいい。意見が合いさえすれば、堂々と腸カタルで治療をしよう。時節柄だから警戒しなければならないのでね」〔これは感染症に警察がいくら関与しても防ぐことはできないということを示唆している。全く逆のケースだが、新型コロナ発生初期に警鐘を鳴らした中国の医師が警察から警告を受けたという。新型コロナ診療に従事し続けたのだろう、医師はその後、亡くなった：引用者注〕

自分は少しも異存がないことを告げてK氏の推薦に任せたが、彼は医師会の名前を並べて、このうち誰でもと言ったのである。そのなかのM氏は顔を知らないが、近所で名前を知っていた。この人はと尋ねると、いいでしょうと言うので、すぐに春葉を呼んだ。（略）

K氏はビンを提げて立っていた。

「これは石炭酸です。消毒をしたほうがいいでしょう。それからトイレ、患者がいたところには入らないように」

消毒と聞いて不安になった。自分はあえてこの臭いを嫌うのではないが、このような臭気を私の家に入れることが大変無念だった。それよりも心を痛めたのは、憐れむべき患者はついに消毒が必要であるかということ。あくまでも自分は患者に異常はないと信じていたものの、消毒と聞いて彼の命は半分奪われたように思った。最も気遣ったのは、この臭いを嗅ぎつけたら、患者が不安にならないかと思ったのである。（略）

メモ　石炭酸

石炭酸は和名で、別名でフェノールという。毒性と腐食性があり、皮膚に触れると薬傷を引き起こす。石炭酸は石炭を原料として、コールタールを処理する過程の副産物なのでこう呼ばれている。医療器具から病院内の施設まであらゆる消毒に用いられたが、人体に毒性があるので使用されなくなった。絵の具に似た臭気を有する（図10）。

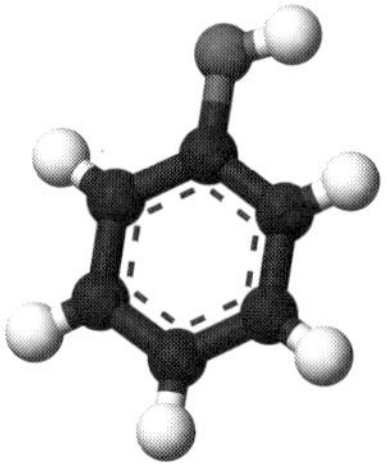

図10　石炭酸の分子構造

四

立ち会い医のM氏が、使いと同道してきた。（略）

さて美しき医師〔尾崎はM氏を美しき医師と表現している：引用者注〕の診察もK氏と異なることはなかった。（略）

「コレラの症状は、確かに認められるほどのことはありません。しかし時節柄、届けはしなければならないでしょう」

「どうでしょう」

とK氏はおぼつかなげにつぶやいた。

「全くそうでもないとも言えないので、検疫医に診せたほうがいいでしょう」

検疫医と聞いて、自分はぞっとした。いよいよ大事になった。検疫医に診せたら、必ず疑いがあると言うだろう。自分が救いを求めるようにK氏を見れば、

「どうですか」

とK医師も静かに自分の顔をのぞき込む。答えられずにお茶を一口飲むが、立ち会い医にお茶を出すのを忘れていたのに気がつく。あわてておお茶を勧めてから落ち着いてみると、さっきからK氏と飲んでいたので、手前にウイスキーのビンがある。そこに砂糖入れもコップもあるので、

「ウイスキーはいかが」

と勧めた。美しい医師は
「少しください」

と答えたので、お盆に人数分のコップを並べて、ウイスキーに角砂糖と等分の水を加え、それぞれに配って自分も一口飲んだ。（略）〔宴会を始めたのではなく、胃への消毒として勧めている。よく考えれば日本酒や焼酎が昔からあるのにコレラは蔓延した。アルコール度数の問題ではなく、それが低いワインも患者に飲ませている。外国産の高くて珍しいものが珍重されたのだろう：引用者注〕

「検疫医に診せたほうが、かえってご安心でしょう」

と美しき医師は勧告したが、自分は判断できないで、

「どうでしょう、K君」

K氏も決断はできないようだったが、

「このまま明日まで置いて、もし悪くなったときには大事だから、ともかくも検疫医に診せたほうがいいかもしれません」

「そうなさい、そのほうが患者のためにも、あなたのためにもいい」

と立ち会い医はいよいよ勧める。

自分は思わずウイスキーのコップを手に取り、その半分を一気に飲み干した。自殺者が心を決した瞬間に潔く毒をあおぐように。そうしてその酔いを借りて、

「届けましょう」

と言ってのけた。

「それがよろしい」

と美しい医師は答えた。K氏も異存はなかったのだろうが、

「じゃ届けますか」

ときわめて力がなかった。医師は私の心中の苦しみを知ったのである。（略）

五

「先生」

と患者は声を出したが、口渇が我慢できないようにしきりに口を動かして、スムーズに言葉を続けよう

とした。自分は遺言でもするのではないかとおびえた。

「何だ」

と自分はわざと勢いよく応じた。

「どうもすみません、こんなに迷惑をかけまして。そればかりが気になりまして……」

「余計なことは言わなくてもいいよ」

「へい」

としばらくはしおれていたが、急に思い切って、

「先生、どうぞ早く病院に送ってください」

　思わずぎょっとして、自分は患者の顔を見た。いままで自分は気をつけて、感染症のかの字も口には出さなかった。彼はさすがに感染症とは思わないだろうと推測していた。彼が口を開けば、「ご迷惑を、すみません」と言っていたのは、暗にこれを指していたのか。彼はいままでそれを言わずに、急に病院と言いだした。

　彼が病院に送れというのは、殺せとの謎かけである。彼は四、五日前までも言っていた。避病院に送られちゃダメです、と。どのような根拠があったかは知らないが、彼は固くそう信じていたのである。

　その避病院へ送れと彼は言う。彼は私を殺してくださいと迫るのか。自分は仰いで涙を流した。

「先生、送ってください」

　その言葉が終わると、彼は喉をググッと鳴らすと同時に起き上がって、金だらいを引き寄せた。

　このときの自分の思いは嘘偽りなく、胸が引き裂かれるようだった。

　震える声をかみしめながら、

「悪化するようなら送る。そんな兆候は少しもないから、心配することはない。念のために、もう一人医者に見せよう」（略）

六

自分も立って二階に行った。二人の医師は届け出の打ち合わせを終えて、いまM氏は立とうとするところだった。

自分を見ると再び座って、嘔吐する患者がいるが疑わしいところがあるので出向いて取り調べてもらいたいという内容を、K氏・M氏連名で届ける。ついては届書の用紙があるから、M氏は診療所に帰って書くので、すぐにそれを最寄りの交番に持っていくために、書生を同行したい。そう細かく説明して、M氏は階段を下りた。

K氏と自分は見送りに出たが、M氏は足元がよろよろしている。自分は驚いて注意をしたが、異常はないと言ってふらふらと玄関に出た。格子の外は墨のようで、ザアザアと降る雨はなかの光を受けて、銀の糸を乱して激しく細かい雨が降り注ぐ。

軽く一礼して、美しい医師はふらふらと表に出る。あとから春葉が提灯をぶらぶらさせながらついていった。

「M氏はどうしたのだろう、よろよろして。足でも悪いのですか。ずいぶん変だ」

不思議がる自分のそばでK氏は笑った。

「病気があるのです」

「そうですか」

と何げなく答えると、

「ウイスキー中毒」

とにやにや笑った。

聞いてみれば、M氏は酒を全く飲めない。茶を勧めても飲まないで、飲めない火酒のコップを持ったのはそれが感染症の予防薬だからだ。無理して飲んだので、酩酊したとわかった。この理由がわかるまで、自分は大変心配した。

なぜならM氏は自分が素足で患者の部屋に出入りするのを見咎めて、足の裏から伝染するので脚部の消毒をしなさいと熱心に勧めたからだ。それを思い出し、ふらふらするのは伝染の第一期かと疑ったのだ。（略）

メモ　春葉

柳川春葉（一八七七年三月五日生まれ、一九一八年一月九日没）は、日本の小説家・劇作家。本名は専《つら》之《ゆき》。父は龍野藩の江戸詰家老で、明治維新後に紙問屋を経営して破産した。

一八九三年、尾崎紅葉を訪ねて、その弟子兼玄関番になる。九七年に尾崎の補筆を得た『白すみれ』で地位を確立した。ここに出てくるような活躍が、尾崎に評価されたのだろう。

妻のさつ子は、尾崎が病気時の看護婦だった。一九一八年元旦に急性肺炎を起こして九日に死去した。

抗生物質がない当時は、肺炎による死亡が多かった。

七

春葉が帰ってきた。届は角の交番に出したという。巡査は飛ぶように、それを持って警察署に走ったらしい。

派出所や巡査という言葉は、きわめて不快の念を起こさせた。むしろ苦痛を感じさせた。自分はただ彼の話にうなずいていた。

「ああ派出所が料理屋、巡査が芸者になればいい」

春葉の顔を見ると、

「そうですね」

と苦笑いをした。

自分ははじめ消毒薬で失望して、次には立ち会い医で失望し、いまや警察署でますます失望した。これから検疫医の出張がある。これが失望の底である。この底を抜くか、抜かないか。自分はまたウイスキーを飲む。その一杯を春葉に渡す。

「これは魔よけだ」

彼は感謝して受けて、迷惑して飲み込んだ。

「M氏はこれで酔ったようだ」

自分はまた飲む。

「はい、酔っていました。あれからお宅へ帰って大騒ぎでした。服を玄関に脱いで、石炭酸を振りかけ先生は裸で入る。素肌に洋服をじかに着ていたのです。あんなに予防をしなければならないものでしょうか」

彼は文章の師匠に医学のことまで尋ねる。

「かまわない人と、注意する人とある」（略）

八

大柄で太った老検疫医師は、悠然と一礼もなく玄関に入った。パナマ帽を目深にかぶり、往診カバンを手にしたまま座敷に通った。K氏はそこまで出迎え、二階へ案内した。すると検疫医は帽子を取った。その頭は半ばはげて、容姿は穏やかな五十あまりの人である。老医はK氏を先に、自分を従えてのっしのっしと二階に上がった。

（略）〔このあとは診察場面、辛子とうどん粉をこねて胸に貼る療法を示している：引用者注〕

K氏はほどなく上がってきたが、席に着くとすぐに、

「どうでしょうか、診断は」

とまず尋ねた。老医は、

「そうだな」

と検疫証明書〔検疫医の診察結果を記す書類：引用者注〕を取り上げて眺めていたが、答えをすぐに出さなかった。

「悪いな、どうも面白くないな」

と返事に困るようだった。自分はたまりかねて震え声を抑えて、

「病院へ送らなければならないのですか」

「送ったほうがよろしいな」

と老医は怒ったような自分の顔をじっと見た。

「しかし、まだ疑わしいというほどの症状はないのでしょう」

「ないとは言えない、私は首をかしげますな」

「せめて明朝まで置いて、様子をみたいと思いますが……」

　自分の声はしだいに震えてくる。

「そりゃ悪い。そういうその場逃れなことをしないほうがいいな。みんなそういうことを言うので困る。早く入院させ、早く治療をしたほうがいい。ああしておいて悪化したらどうする。悪化しないとはかぎらない、いや悪化しそうだ。早く入院して治療するのが、お互いの幸せだ」

　自分は、頭を垂れて身動きもしないで老医師の意見を聞いた。

「だんだん具合が悪くなっていくので、いっそ入院させたまえ。それに君は自費入院と言っていたじゃありませんか。自費入院なら取り扱いもいいし、看護も十分に届くから、心配はありませんよ。ああして家に置くよりは、かえっていいから、風葉君を大事に思うなら自費入院で早く送りなさい。どうも衰弱がだんだんひどくなるようだから、注意しなければ、よくないと思う」

　老医師はこう言うのである。胸が痛く声も出なかった。（略）

　いまは主治医も入院を勧める。検疫医も入院を勧める。

　四方敵、敵なら必死に勇気をふるって戦う覚悟はある。彼らは敵ではない敵である。争っても得はな

い、争う理由がないのである。その保護にある身としては、警察権に反抗してはいけない。自分が命を投げ出して争ったところで、警察権は執行される。ことここに及んでは……いまさら未練は出すまい。まな板の上の鯉だと観念して、目を閉じて自分が信じる医師の判断に任せた。

いよいよそうと決まったので、老医は急いで検疫証明書の写しを書いた。その一枚は警察に出すのである。

「ではこれからすぐに入院の手続きをしましょう」

と、検疫医は去った。門の外で人力車が出る音がしたときは、二時半だった。自分がウイスキーを飲みながら考え込んでいると、

「検疫医が届けると、すぐに警察から検疫係が来るから、用意をしなければなりませんよ。そうして病人も驚かせないように、よく言い聞かし、落ち込ませないようにね」

K氏に勇気づけられ、自分はしぶしぶうなずいた。

「早くしたまえ、すぐに釣り台〔患者移送用のかごのようなもの。図11を参照：引用者注〕がくるから。病人の身になったら、釣り台はあまり気持ちのいいものでないから、よく言い聞かせて」

医者は繰り返し、自分を励ました。

「いよいよ、入院かね」

自分は起き上がった。（略）

九

〔春葉を横に置き、尾崎は患者の枕元で：引用者注〕

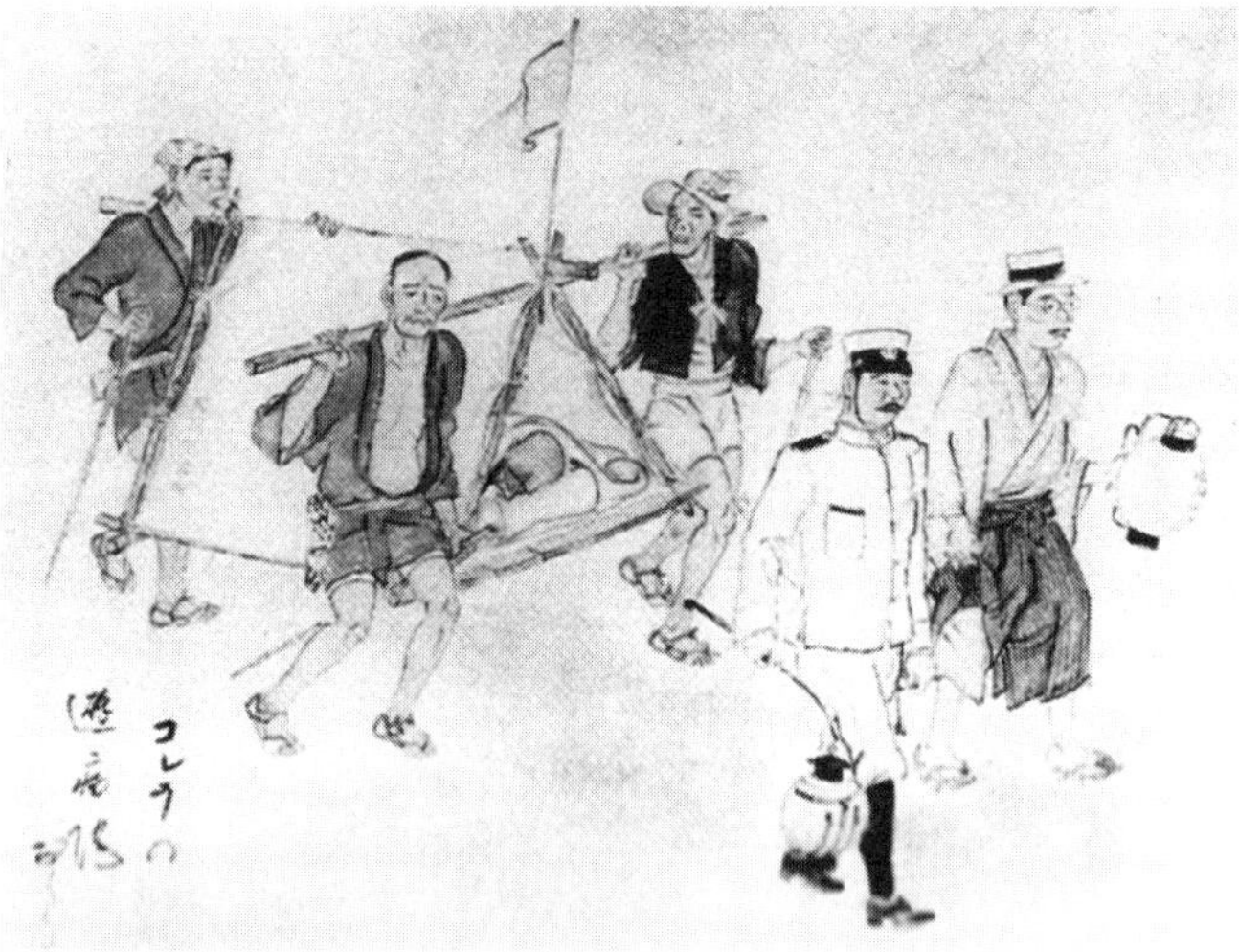

図11　釣り台

「お前は腸カタルである。腸カタルとコレラの疑いとは紙一重だと医者は言う。間違えると悪化する。悪化したら治療は困難になる。自分が入院させる自費治療病棟の特別室は、すでにコレラと診断がついた者は入れない、いわゆる悪化する傾向がある軽症患者に限って入院させる。自宅療養では行き届かずに、悪化させてはならないという恐れで、みな入院させるのである。検疫医が勧めるし、そうするのはお前が疑いでも何でもないのを証明するためだ。だから心配しないで入院して、一日も早く全快して苦痛をなくせばいい。避病院と思うのとわけが違う」

思えばずいぶんわからない理由で、さすがに風葉も納得できなかっただろう。自分は勢いで真実を述べながら、一生懸命に説得した。最後にこう言った。

「病院に送るのもいいが、大変無慈悲で厄介払いでもするように思われたら残念だ。この気持ちをわからないで、恨まれたら残念だ。姥捨て山に送るのではない」

患者は泣きながら、

「私はどちらかといえば、姥捨て山に行きたいです。本当にお礼の申しようもございません」

と枕に顔を押し付けた。

（略）

「それじゃ、病院の迎えはそろそろまいりますか」（略）

「じきに来る」

と自分の声は沈んだ。

「それじゃ支度をしましょう」

患者は静かに身を起こした。自分は驚いて、

「何の支度をする？」

「これを脱いで、もう一つの手織りのほうを着ます。あのほうがまだきれいですから」

彼はまだ新しい白地にしぼり染めの浴衣を着ていたのである。これを裾のほうに丸めてあった手織りの浴衣に着替えたが、自分の目には絞り染めよりは汚れているように見えた。見えたのではない、確かに汚れていたのである。

なぜきれいなものを汚れたものに着替えるのかと、自分は不思議に思った。考えるとすぐに手織りの意味に気がついた。

手織りとは、母の手織りではないか。まだ新しい着物より、汚れても母の手織り、彼は確かに死を覚悟したのである。（略）

自分は静かに病室を出て、座敷の蚊帳《かや》〔蚊を防ぐために寝床の上に吊る網：引用者注〕のなかに声をかけた。祖父も祖母もころげるように跳ね起きて、蚊帳越しに顔をそろえて自分を見る。

「病人は様子がよくないようだから、病院へ送ることにしたよ。しかし、心配するほどのことはない」

「避病院へかい」

祖母はあきれる。祖父はおろおろと、

「大丈夫かい」

と、轟く胸を静めかねていた。

「大丈夫だよ。明日まであしておくと、かえって危険だから、手遅れにならないうちに病院に送ったほうがいいのさ。それから、いまに巡査や警部が来るから、ここが往来のように人が行き来するかもしれないから、二階に行っておやすみなさい」

祖父母はますます驚いて、すぐに蚊帳を出ようとする。

「少し待って、いま二階を片付けるから」

と自分は二階へ上がった。K氏はいない。病室に春葉を呼ぶ声がした。医師は二回目の皮下注射をしているところだった。

(略)

木々の葉越しに白いものが動く。巡査が来たのである。(略)

あわただしく下りて、玄関に出た。一足違いに巡査は門を出て、井戸の検分にいったのである。

「こら、こら」

と大声で井戸際の下宿屋を呼び起こすのが聞こえた。やがて誰かが起きたと見えて、この井戸の水を飲んではいけないと、厳しく申し渡した。すぐに靴音が聞こえて、引き返してきた。

このとき、病室から出てきた春葉が自分を呼ぶのでいくと、患者が氷をほしがるがなくなった、買いにいくので金が必要だ、というのである。

あまりあげるのもよくないと思ったので、病人の枕元にいって病院に行くまで辛抱しろと言うと、彼はしわがれた声でとても我慢できないという。

かわいそうで、仮に毒だとしても与えないではおけなかった。医者に聞くといいでしょうというので、春葉は重箱を風呂敷に包んで玄関に出た。

巡査はその前にいかめしく立っていたが、春葉の様子を見てにらみつけたので、

「氷を買いにいくので」

とふすまの陰から自分が代わって声をかけたが、このことが……この罪人のわがままな言葉が、どれほど警察官の心情を刺激したのか、彼は威圧的になって、

「交通遮断ではないか」

と一喝した。それればかりでなく、許しがたいように自分の顔を穴があくほど見つめた。自分が悪いとは思いながら、このときばかりは怒りに震えた。

交通遮断ではないか、そう交通遮断である。交通遮断なので、警察官は交通遮断ではないかと注意したのである。そのとおり、他に意味はないのに、なぜ自分はこんなに激怒したのだろう。あとから考えてみると、全く理屈がわからない。おそらく自分が逆上して理性をなくしていたのだろう。

春葉は玄関から引っ込むと、重箱を畳に押し付けて、

「交通遮断だい」

と絶叫した。

師匠が理性をなくしたのだから、弟子も逆上するのも無理はない。

理性をなくした師匠と逆上した弟子は、壊れた重箱を見てゲラゲラ笑った。おかしな二人はゲラゲラ

笑っていたが、はたから見たら苦い、苦い、苦笑いだったかもしれない。

十

入れ替わってK氏が玄関に出てきた。巡査はK氏を見ると、怖い顔に笑みを作って、
「いや、これはK氏、先日も魚又で、また今日も」
と軽く礼をする。
「なるほど、そうでしたな。ご苦労さまでございます」
と医師も親しげに会釈をした。
二人はやがて話し始めて、声は病室にも聞こえた。（略）
自分は患者に向かって、外出を禁じられて氷を買いに出るわけにはいかない、病院に着くまでは水で我慢するように話した。彼はおとなしくしていたが、渇きに耐えられないように口を動かしている。見ていてますますかわいそうになった。（略）
庭に出ると、玄関前に通じる木戸は開け放してある。門内には二人の警官が立ち話をしていたが、自分の足音を聞くと振り向いてじっと見た。
二つの目で見られてもぞっとするのに、四つの目でにらまれるその不愉快、体がすくむようで、いたたまれなくなって二階に駆け上がった。（略）
人の声がして人数が増えた様子だった。西向きの窓から見下ろすと、フランス人シェフの上着に似たゆったりしたものを着た二人が来た。よく見るとそれは警部と巡査である。この二人は、専任の検疫係だとわかった。着ているのは検疫係の制服なのだろう。

この家の主人として相手をしに出なければならないだろう。自分は二階から下りた。いつの間にか梅の根元に釣り台が置かれている。これはと思う間もなく、荷車が二台、そこに四斗樽二つ、手桶に鍬、消毒器などを積んでいる。見る間に警察官も三人になった。

検疫係が二人、釣り台の担ぎ手が三人、消毒係の労働者が三人、輸送係が一人で総勢十二人が門内にひしめいている。これを見ると言いようもない不快感が体中にあふれ、盗賊にでも囲まれたように心臓が激しく鼓動する。

だが引くに引けない状況で、自分は進んで警部に一礼をした。彼は手を上げて腰もかすかにかがめて、丁寧にあいさつをした。意外な反応だったので、きわめて頼もしく心強く思えた。彼は自分を罪人として取り扱わなかったばかりでなく、自分の不幸に同情するように見えたので、あまりのうれしさに警部の顔をしみじみ見た。その人は三十五、六歳だろうか、中肉の色が白い、穏やかな容貌の紳士である。

（略）

「どうもご苦労さまで」

とあいさつをした。彼は微笑を浮かべて、

「あなたが尾崎先生で、どうもとんでもないことでございました。（略）あの木戸からは釣り台が入りませんな。（略）患者はあそこまで歩けないでしょうか」

と警部は病室を見る。患者はふらふらと布団から出て、

「歩けます、歩けます」

「危ない、危ない（略）病人に接していたのはどなたです」

と警部は医者と自分を見る。

「私と春葉で」

と自分は答えた。

「あなた？　それではそこまで介抱して、お連れなさって」（略）

病人がつかつかと歩くので、自分もそれにつられてやや足を速めると、付き添う警部が注意を与えた。

「危ない、危ない、静かに。転んだら大変ですよ」

釣り台は覆いの一隅を跳ね上げて梅の木の下に置いてあった。患者はそのなかに体を倒した。（略）

担ぎ手は覆いを下ろした。患者はこのままその姿を黒い覆いの下に隠して、再び現すことはないのだろうか。この硬い布が生死の境となるのだろうか。胸がつぶれそうだった。

「早く帰ってこいよ」

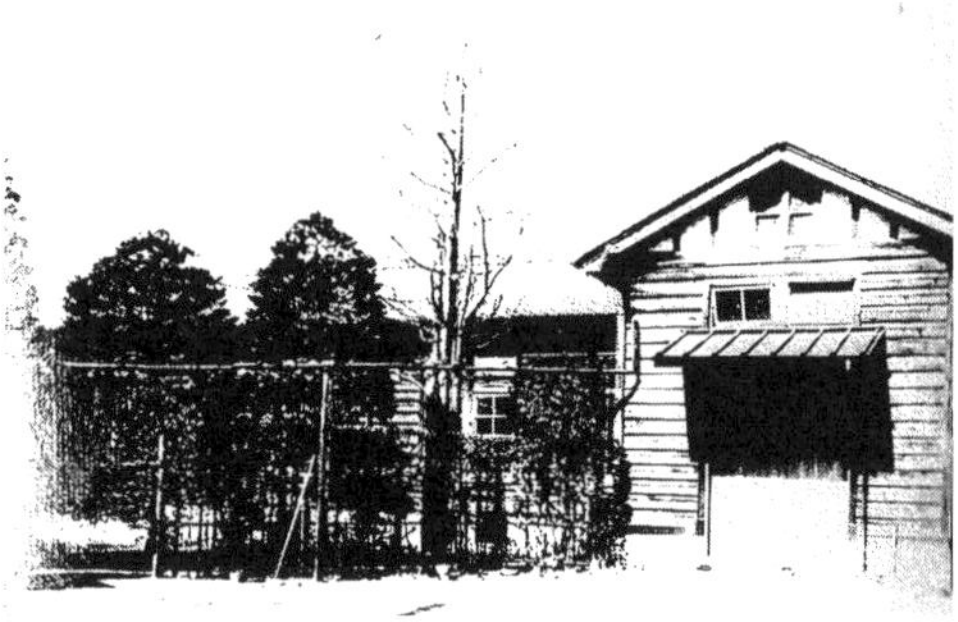
図12　特別病棟
（出典：磯貝元編『明治の避病院――駒込病院医局日誌抄』思文閣出版、1999年、口絵写真）

と励ます心のなかの切なさ。覆いのなかから、

「行ってまいります」

と患者は落ち着いて答えた。春葉は枕元の覆いの隙間から顔を差し入れて、

「じゃ行ってこいよ、水はここにあるよ」

とビンを叩けば、病人はうなずいたのか、声はなかった。

巡査の一人は一通の書類を手にして、警部に一礼して何か質問をした。彼は護送係である。

「それでよろしい、それからこれは自費診療だから、十分取り扱いに注意するように、いいですか」

〔『明治の避病院』⑧によれば、駒込病院は自費患者用の特別室をはじめは本館に直結していたが、のちに独立した病棟を建てて優遇した。図12を参照：引用者注〕

「揺れないように、静かにいってくれ」

と警部はさらに、運び手に注意した。護送係は剣の柄を握って、門外に立った。釣り台は静かに持ち上げられた。空は白く星はまばらに、風はアオギリを動かして、ニワトリの声があちこちに聞こえるとき。

「誰か付き添いはいませんか。自費治療にはお宅から人がつかなくてはいけません」

と警部は言った。

「看護人ですか」

と聞き返すと、

「そうです、看護人」

「看護人？」

と自分がとまどっているのを見て、

「看護婦ではどうでしょう」

と医師が言葉を添えた。

「はあ、看護婦を？　それじゃあいいです。病院までどなたか、ちょっと付き添ってください……送り込むだけです」

　重ねて警部は要求した。

「春葉」

と顎で示すと

「はっ」
というより早く、彼は物置に駆け込むと、隅のほうから靴を取り出して、カビが生えたままの靴にあわてて足をねじ込み出ていった釣り台を追いかけた。(了)

2 コレラ

尾崎紅葉の『青葡萄』は、風葉の避病院、現在の都立駒込病院への入院までで幕を閉じている。理由は書いていないが、当局から新聞連載を止められたのだろう。交番にコレラの疑いが発生した届を出し、警官が家に到着した時点で交通遮断、家全体が隔離された。そのため、患者が喉の渇きで氷をほしがったが買いにいけず、尾崎と家人はショックを受けている。

曖昧に書いているが、そのやりとりの記述などが問題になったのかもしれない。だが単行本として出版できたので、まだ検閲が軽かったのだろう。結局、風葉はコレラではなく無事退院したので、入院前後のことが残っていたらさらに貴重な資料になったので残念である。

かつて大流行したコレラとその防疫体制を振り返ってみると、現在にも通じる。海外で指定された感染症にかかった場合は、帰国後に隔離される。国内で感染している動物は処分されてしまう。

コレラは毒素を産生するコレラ菌によって発症して、アジア型、エルトール型、O139の三型がある。便や嘔吐物に汚染された水や食べ物で感染する。コレラ菌は、胃液で多くが死滅するが、少数は小腸に達して爆発的に増殖してコレラ毒素を産生する。コレラ毒素は小腸の上皮細胞を侵し、細胞内の水と電解質が大量に流出して、「米の研ぎ汁様」の猛烈な下痢と嘔吐を起こす。

当時、普段は健康にしていた者が急に嘔吐や下痢をした場合、コレラを疑うのは常識だった。コレラは漢字で「虎列刺」と書くほど、当時は恐れられていた（図13）。コレラタケ[9]と呼ばれるキノコもあり、摂取するとコレラと同様に大量の下痢と嘔吐を起こす。治療はコレラも同様だが、水と電解質を体内に補給すればいい。コレラの原発地はインドからバングラデシュと考えられ、紀元前三〇〇年頃の記録もある。不思議な病気で長期間地方の風土病だったが、一八一七年から世界的大流行になった。その理由は不明である。また流行時以外にコレラ菌がどこで生存しているかなど、まだ解けない謎も多い。

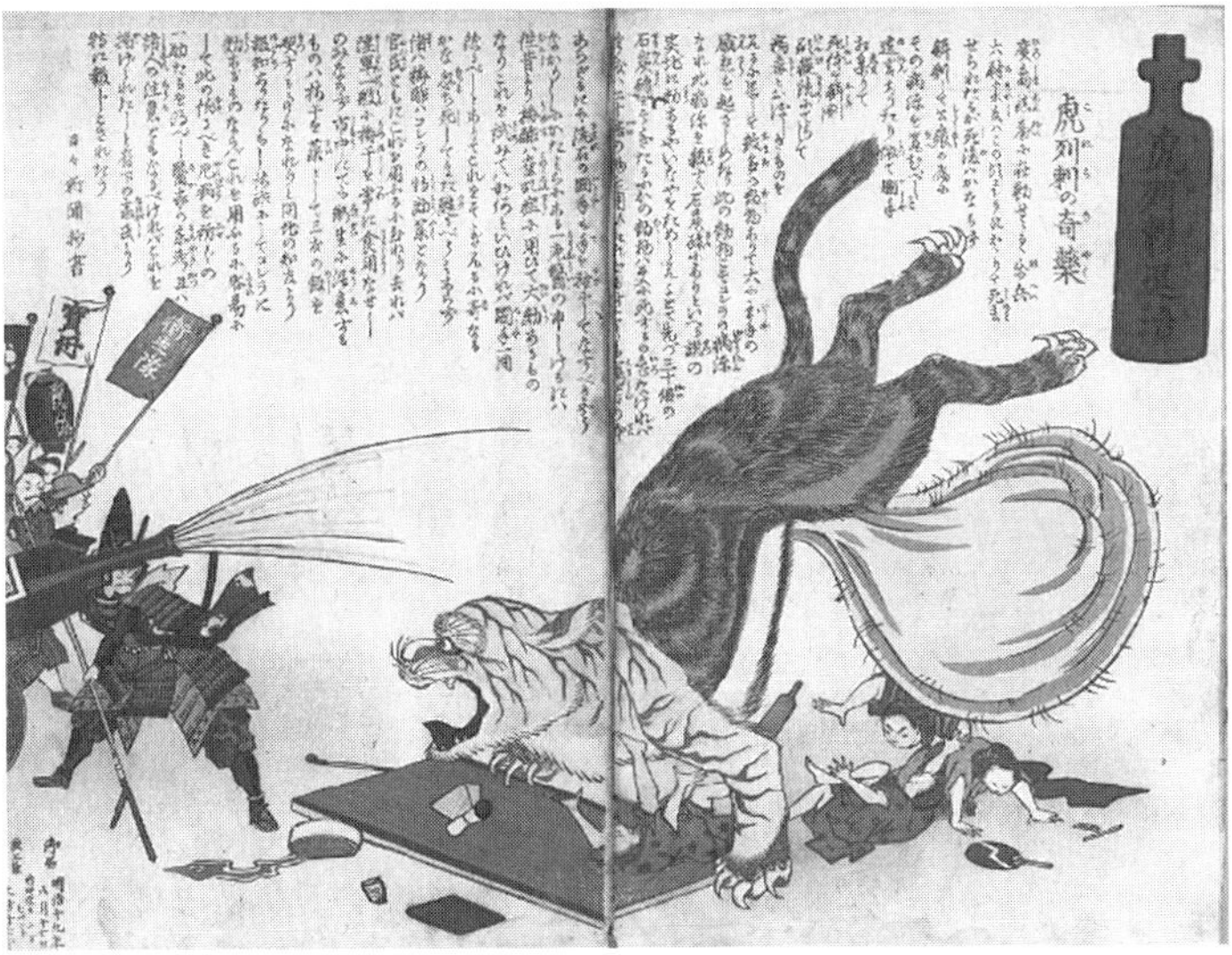

図13　19世紀日本のコレラのイメージ。大村竹次郎『虎列刺退治』（1886年）（出典：「東京公文書館」〔https://dasasp03.i-repository.net/il/meta_pub/G0000002tokyoarchv17_0003730130001〕［2020年10月19日アクセス］）

落語でくすぐりという、本題の合間に挟むギャグがある。粗忽者と隠居の会話にこんなものがあった。

「うちの親父なんか、三十六回トイレに通ってそこで死んじゃった[10]」

これは当時のコレラ騒ぎの様子が、師匠から弟子へ綿々と伝わったものだと考えられる。下痢と嘔吐を繰り返して脱水で死ぬのを簡潔に表現し、現実にこのようなことが起きたのだろう。

コレラの直接の死因は脱水なので、輸液の進歩で先進国で劇的に死亡率が低下した。生体内の水分補給さえすれば死には至らない。ただ、本質的には電解質の補給も必要なので水だけ飲ませても助からない。そして抗生物質を投与すれば重症化しないことから、日本では問題にならなくなり、二〇〇七年六月一日施行の改正感染症法で検疫法の対象病原体から除外された。

発展途上国では、山間部で生活排水を地面に染み込ませることがある。そのため、井戸や飲料水に病原菌が簡単に混入してしまう。また、排水を川に流す場合もある。中国を旅行して気がつくのは、川で泳いでいる者がいないことだ。そして取れた川魚は、高温でから揚げにして食べる。いくつもの国や民族をまたいでいる川は、上流で何を流していて、どの程度汚染されているかが下流ではわからないのだ。

もとはインド亜大陸の一地方風土病だったコレラが世界的な感染症になったのは、十九世紀に入ってからである。日本で最初に流行したのは一八二二年で、コレラの第一次世界流行（一八一七―二三年）の余波を受けた。五八年には第三次世界流行（一八四〇―六〇年）の波を受けて、江戸だけで三年間に十万人から二十万人の死者を出した。

約二十年間鳴りを潜めていたコレラは、明治に入って一八七七年に最初の流行を起こす。これ以降、ほとんど毎年患者を出し、七九年には全国で患者十六万三千人、死者十万六千人にまで膨れ上がった。八四年にドイツの細菌学者ロベルト・コッホがコレラ菌を発見した。だが、そのあとの八六年にも患者十五万六千人、死者十万八千人、九五年には患者五万五千人、死者四万人を出した。

コレラは空気感染をしないので、防疫体制が容易である。病気の人間を入国させず、病原菌を排出する患者を一定時期隔離すればいい。例えば、長崎や横浜と並ぶ貿易港である神戸を事例に日本がどのような防疫体制をとったかは『ミナト神戸コレラ・ペスト・スラム』[11]に詳しく書いてある。

衛生行政の観念は、明治初頭に西欧から日本に持ち込まれた。一八七五年に内務省に衛生局が設置されてから九一年まで初代衛生局長を務めた長与専斎は、岩倉使節団（一八七一―七三年）に随行して西欧の医学教育を学んだ。

コレラ流行史は一八七七年に始まるが、日本の防疫行政が本格的に展開されるようになるのもこの年以降である。八〇年七月には、コレラの他に腸チフス、赤痢、ジフテリア、発疹チフス、天然痘《てんねんとう》を法定感染症に指定して、総合的な感染症予防法規として「感染症予防規則」を制定した。

コレラの感染症予防法規による規程では、コレラ防疫の基本は、患者が発生した場合、その患者は避病院に隔離収容し、避病院および患家は外界との交通を遮断し、汚染物件・箇所には消毒法・清潔法を施すというものであった。

その際、コレラ発生の報せを受けた地方長官は、医師、衛生係、警察官等によりただちに検疫委員を選定し、防疫行政を担当せしめることとなったが、このように警察が防疫活動の一端を担うことによって、この時期の防疫行政はきわめて強権的性格の強いものとなった[12]。

戦前、日本全国にあった避病院は、隔離性が強い施設だった。この隔離の主役になったのが内務省管轄の巡査、現在の警察官である。明治時代の警察官は多数の仕事を抱えていた。犯罪捜査の他に、感染症患者の発見、私宅監置の見回りなどがそれに当たる。仕事が現在とかなり異なる点を押さえておかないと、当時の状況を読むのに誤りが生じる。

当時の巡査は、コレラを戦争になぞらえてハッパをかけられたようだ。実際、日清・日露戦争で人が大陸との間を大きく移動するときには感染症がはやり、それが原因で戦争よりも多くの人間が死んでいった。まさに戦争なので、その警察の対応は現在からみると乱暴に映る。一八八六年に、七九年を上回るコレラの大規模流行があった。その年五月、内務省が編成した「虎列剌病予防消毒心得書」では、巡査が前面に立った防疫戦という概念が前面に押し出された。コレラ防疫監督は、警部か衛生課員が担当するとされた。

家の消毒はもちろん発病の日時や原因、近くの患者の有無などの事項を巡査が尋問した。そして家族か近くにコレラ患者がいることを発見したときは、まさに捕まえるかのように避病院に送致した。また、付近の交通を遮断して封鎖することもすべて巡査の職権で施行できた。戦前の巡査の職権は大きかったのである。

あとで取り上げる『明治の避病院』(13)の一九〇七年一月二十七日の注によれば、一八七七年のコレラ流行時には患者の発生した家は立ち入りを禁じて「コレラ病あり」の札を掲げて交通を遮断し、巡査が立ち番をして監視したようだ。七九年からは巡回制になり、一九〇五年からは交通遮断も廃止された。家族は消毒ずみの家屋、または隔離所などに五日間から十日間隔離されるだけになった。『青葡萄』は一八九五年の話なので、庭の作業員は家屋の消毒のために来たもので、交通遮断で氷を買いにいけなかった。

コレラの予防は険悪確烈なる病敵に当たることなれば、きわめて厳重強行の手段を用い、多数を救うには少数は顧みるに違あらずとの主義に拠り、警察的武断政略が用いられたのであった。(14)

コレラで家の跡取りを連れ去られないように、警察が踏み込んだときに患者を天井裏などに隠した家族も

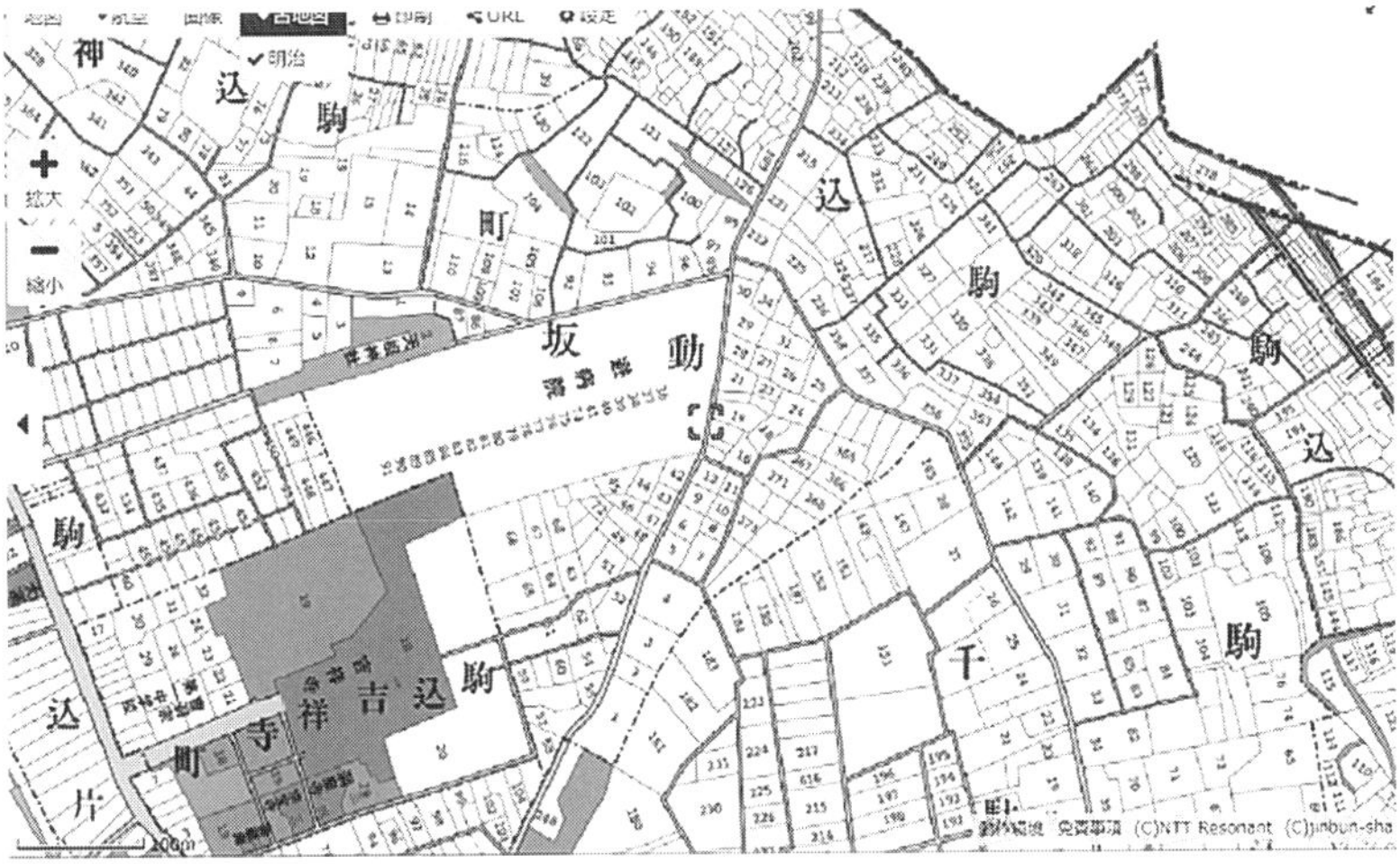

図14　1907年の地図。中央に避病院の文字
（出典：「駒込病院２　鷹匠屋敷、避病院を経て」「千駄木菜園」〔http://tkobays.blogspot.com/2017/08/blog-post_11.html〕［2020年3月26日アクセス］）

いたらしい。嘔吐や下痢の跡を手がかりに、警察官が家宅捜査をしたという。ひどい話のようだが、警察官も必死だ。嘔吐物にまみれた患者に手をかけ引き立てるのだから、感染すれば今度は自分が避病院にいくことになる。『青葡萄』では、「検疫医」も井戸の検分などはするが断定はできず、慎重を期して風葉は入院となる。風葉は避病院の急性期病棟には入院しなかったようだが、風葉の入院までで作品が終わっているのでその先がわからない。

尾崎は風葉のために「自費入院」を希望したため、感染症専門ではあるが完全な隔離病棟ではなく、隔離が緩やかな病棟に行ったはずだ。尾崎は病院名を書いていないが、当時の資料を丹念にみていくと、文中の会話と距離からして風葉が入院したのは常設の避病院である現在の都立駒込病院だと思われる（図14）。

尾崎の住居は東京・牛込区[15]なので、歩いても病院まで四・五キロ、約一時間である。

尾崎宅から病院までは釣り台での移動である。『明治の避病院』をみると、最初の頃に送院される患者は家から病名を書いた小旗を持った輸送係に先導されて、文中にあるように警察官が付き添い、座敷かごで病院まで運ばれた[16]。コレラは「トラ」、赤痢は「リ」、チフスは「チ」という四角い小旗だった。

一八九九年四月の東京市の訓令で、感染症患者の処理に関する諸費用は市と区が分担するようになった。患者の移送は七九年まではかごだったが、患者の身体的苦痛が大きかったのだろう、横になれる釣り台にかわった。そして一九一一年からは馬車が使われた[17]。これは移送途中に病状が悪化、または亡くなる患者がいたためである。一九年からは自動車が使われた[18]。

風葉が担送されるときも刑事が、自費入院なので丁寧に扱うようにと周りにわざわざ声をかけている。普通、病室は四人部屋が原則だったが、一室に十六床の部屋が数室あった[19]。

また、釣り台は古くから特別な道具や患者を運ぶもので、俳諧にも「釣台に　のる子いづこへ　としの昏《こん》、〈紫紅〉類柑子（一七〇七年）上」などがある。「昏」には「夕暮れ」と「暗い、精神がはっきりしない」の意味があり、そこから「昏迷、昏睡」の言葉が生まれた。この句は、年の暮れに弱った子どもを運ぶ様子を詠んだのだろう。

3　看護人

次に看護人について解説するが、その前に隔離と新型コロナについて少し述べておきたい。

筆者は学生の頃、アジアの国への無医村医療奉仕に参加したことがある。その国は当時、戒厳令が敷かれていた。戒厳令とは国の立法、司法、行政の一部または全部を軍に移管させることで、二〇二〇年四月に日本で発令された緊急事態宣言とは異なる。

ホテルの窓から外を見ていると、にぎやかだった街が夜中になると人が消えうせて、そのかわりに装甲車が走り回っていた。当時は学生で何もわからなかったが、いま考えると恐ろしい光景だった。新型コロナで強力な非常事態宣言などの強権発動を訴える人がいるが、引き起こされるであろう事態を本当にわかっているのだろうか。感染症には隔離と拘束が付きものだが、そのためには大きな強制力が必要だ。戒厳令の場合はその強制力を軍隊が担い、感染症の場合の主役は警察だろう。戦前にそうした施策がおこなわれたが、次の世代、いまに伝わっておらず忘れ去られようとしている。むしろ、こうした過去の事実を何か恥だと考え、過去の記録をすぐに探せないような表題を付けて保管している役所があるというニュースもあった。

細かいことを一つひとつ点検して、改善点を見つけて未来に投げかけるのは労力がいる仕事だ。それに比べて、大きな声で強く抗議するほうがはるかに簡単で、何かを実行している、「やっている」ように見える。

新型コロナのごく初期に日本では、感染源の中国に地理的に近かったため感染が広がった。また、豪華客船の問題では世界中から大きな非難を浴びた。これは日本もはじめての体験だった。だが旅行関係者から聞いた話では、以前から大型客船でインフルエンザの集団発生などはあったようだ。振り返ると、外国籍の乗客をそれぞれの国が引き取ってくれたので、結果的に日本はそれに助けられた。そのときにチャーター機を飛ばして乗客を帰国させた国はどうなったのだろう。

二週間、疑わしい接触者を隔離したことは当時だいぶ騒がれたが、その後、世界中で同じことが実施された。あまり度を超えて他を攻撃しても解決にはならないだろう。

中国のコンテナ病院とは、急ごしらえで、早ければ一週間程度で建築した病院のことだ。展示会場を病院にした例もある（図15）。写真を見るかぎり、コンテナ病院はベッドを並べているだけで、治療施設という

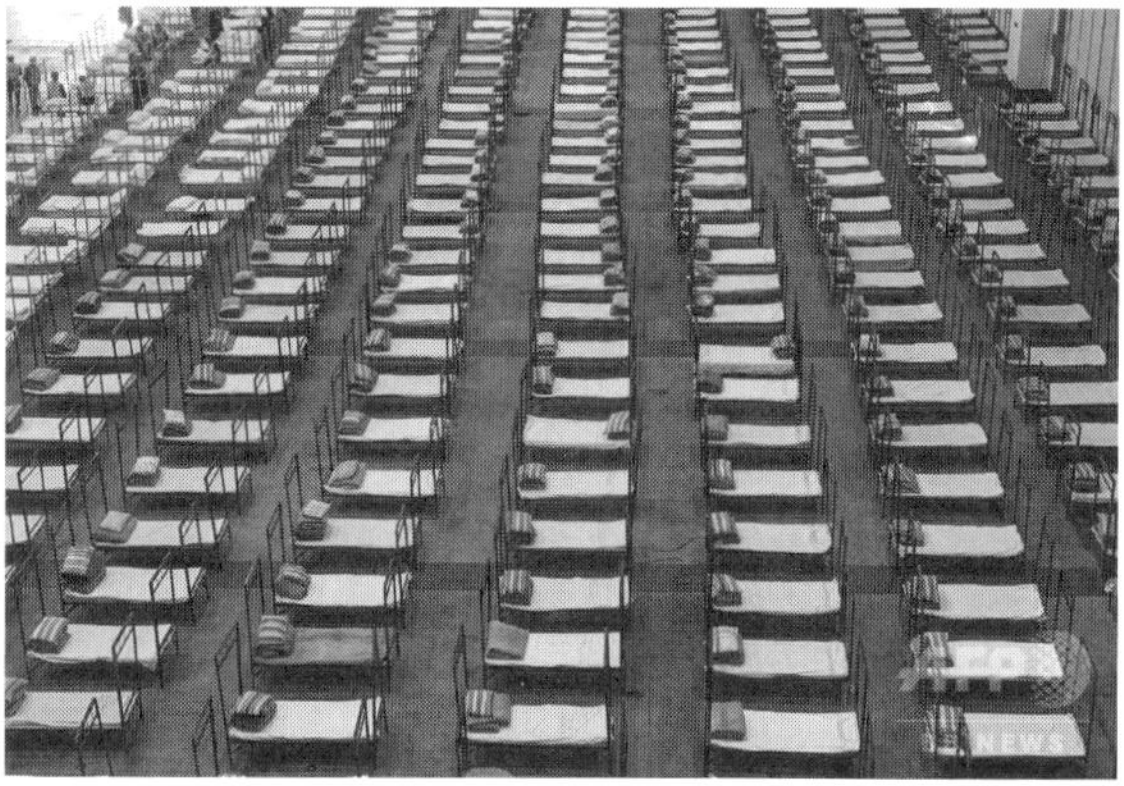

図15　「展示施設をベッド数千床の病院に改造、10日で建設の病院も稼働 中国」
（出典：「AFPBB News」〔https://www.afpbb.com/articles/-/3266704〕［2020年10月19日アクセス］）

よりも隔離施設に近い。

しかし、中国は具体的な内容を公開せず一部の近代的施設をテレビで放送しただけで、コンテナ病院を早々と取り壊してしまった。その後、北京で感染が再び拡大したときも、コンテナ病院を作ったという話は聞かない。感染症に対して有効ではなかったということだろう。そもそも、設備が整った一般病院への入院とコンテナ病院への収容を、どのような基準で分けたのかも不明のままだ。

先にみた『青葡萄』では、金銭的な自費入院が大きなポイントになっている。『青葡萄』には、何げなく読むと飛ばしてしまう記述がある。最後に尾崎宅から避病院に行くときに、警察官が「看護人がいるか」と聞く場面である。傍らの医師が「看護婦では」と助け船を出すが、女性の看護婦では対応できないのだ。ただ、看護人は屈強な男性の家人でも代用でき、図11の提灯を持っている人間と一致する。それに警察官が同道して、避病院まで繰り込んだ。

隔離と拘束についての説明が必要なので、ここで腕力という強制力をもった看護をする人について説明しよう。明治時代は、女性の「看護婦」と男性の「看護人」という二つの資格があり、明確な区分があった。そして、看護人は戦争、精神科、慢性感染症に関与した。男性の腕力や肉体が必要だと考えられていたのだ。慢性感染症ばかりでなく、急性感染症にも看護人が従事したのではないかと考えて調査したことがあるが、それを示す一次資料は見つけられなかった。『青葡萄』のこの記述は、急性感染症にも看護人が関わった一例として考えることができる。急性感染症の患者の移送などのときには、男性の家人か看護人が対応に当たったのかもしれない。

本書でのちほど紹介する『明治の避病院』の駒込病院でも、感染患者の逃亡などはあるが、看護人の話はあまり出てこない。下痢や嘔吐を起こすコレラなどの患者への対応は腕力を必要とせず、嘔吐物や排泄物を主に処理する労力が大きいからである。現代でも、病院で寝たきりの患者の排泄物処理は看護師その他のスタッフにとってはやっかいな仕事である。だが医療関係のテレビドラマや映画を見ても、そのような場面が出てくることはまずない。医療スタッフばかりでなく、病院を支える人たちの普段の苦労は外からはわかりづらいだろう。

新型コロナ専門病院を作るべきだという意見を聞いたことがある。医師や看護師はともかく、病棟に食事を持っていく人、病室や病棟のトイレを掃除する人、窓口で事務をおこなう人などを考えると、そこで誰が働くのかは疑問である。感染症拡大と自然災害の違いの一つは、ボランティアが集まらないことである。

病院に大きな負担がかかって大変だという報道が相次ぎ、私が勤務する病院にも飲料・お菓子・コーヒーなどを扱う企業から差し入れをもらって感激した。物ではなく、その心がうれしかったのだ。だが、仕方がないことではあるが、新型コロナに対応する病院で、被災地のように「患者移送を手伝いましょう」「物品運搬を手伝いましょう」とボランティアが列をなしたという話は聞いたことがない。

また、東京都でも百床・二百床の専門病院を作る案が検討されているという報道もあったが、個人的にはあまり意味をなさないように思う。医療機関が二〇二〇年現在で抱えている大きな困難の一つは経営崩壊だ。

院内感染などの報道で、あたかも医療機関内に新型コロナ患者が歩き回っているような錯覚をもっている人が多い（筆者も直接、そう聞かれたことがある）。そのため、普通に通院していた患者の減少は想像以上の状況になっている。千床・二千床の病院で新型コロナ患者のすべてを入院させることができるなら、一般の医療機関に患者は安心して戻ってくるかもしれないが、現実的ではないだろう。

＊

看護職について議論を戻そう。一八九〇年に日本赤十字社で看護婦の養成が始まったが、それ以前の実態に関する調査研究はあまりない。明治政府の公文書を読むと、看護手、看護夫、看護卒、看護人という言葉が出てくる。同じ漢字を使っても現在の看護師を補助する無資格の人たちとは異なる、当時の政府が認めた一つの資格ですべて男性だった。日本は日清・日露戦争まで戦場に女性の看護婦を連れていくという発想がなかった。戦国時代の映画やドラマの戦闘場面に女性が登場しないのは、その理由による。

明治初期、軍事関係の病院や工場、あるいは戦場では、医師と働く看護職を設けることが急務だった。例えば、現在の神戸市にあった小野浜造船所の数百人の従業員に病気やけががあるため、軍医と看護手を一人ずつ置くことになったという内容を記した公文書（一八八七年九月二十四日付）がある。海軍大臣・西郷従道が総理大臣・伊藤博文に宛てたものだ。

ちなみに、小野浜造船所は、イギリス人のエドワード・チャールズ・キルビーが明治初年から共同で経営していた鉄工所から独立して、一八七八年に立ち上げた造船所である（図16）。八二年には日本初の鉄製汽船を建造した。八三年、初代軍艦大和（帆あり）を受注したが、造船は難航してキルビーは自死した。軍艦大和を建造中だったので、造船所を海軍が買い取って一八八四年に海軍官営造船所になり、軍艦大和の竣工は八七年になった（図17）。九五年に設備を軍港・呉に移転して、神戸の造船所は閉鎖になった。

また、一八八七年十月八日の海軍省令では看護手・看病夫を軍艦一隻に一人ずつ置くことを定めた配置表もある。小さな艦には軍医がいなかったということでもある。

それ以外にも、横須賀造船所や横須賀海軍病院に看護手・看病夫が多数配属されていたようだ。看護手・看護夫はともに一等から三等まで分かれているが、横須賀海軍病院には四等の看護夫がいて、軍艦に乗っていたことから男性だった。同じ文書で一八八六年三月の配置表を廃するとあるので、少なくとも八六年には看護手・看護夫という資格が成立していた。ただ陸軍と海軍で異なっていたようで、八八年十二月一日の陸

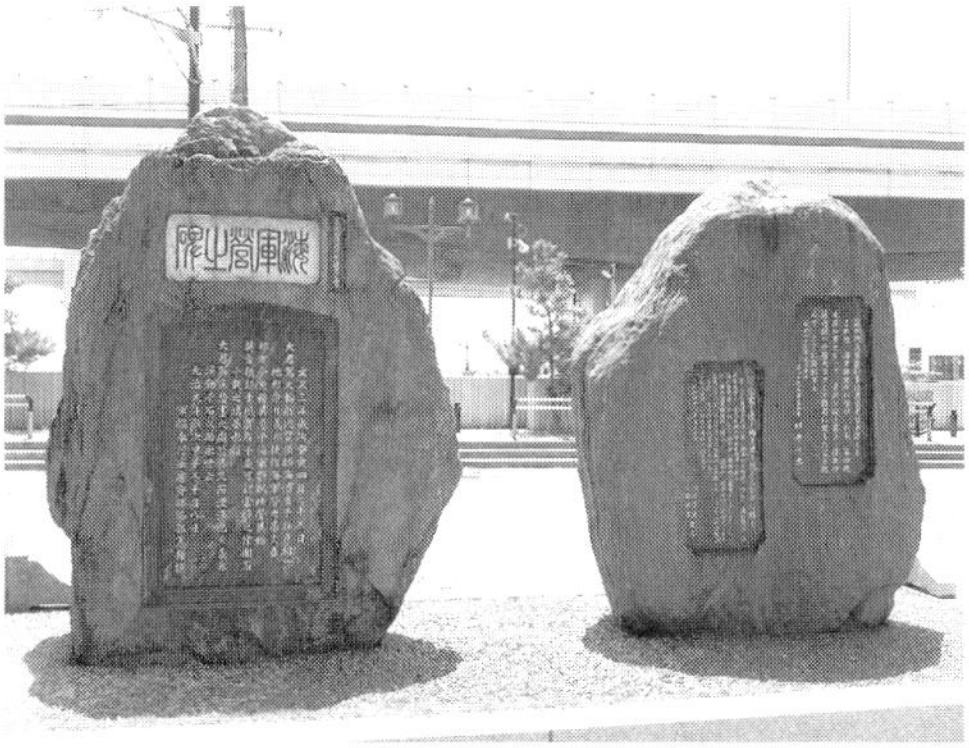

図16　小野浜造船所の碑
（出典：「日本1000公園」〔http://shizuka0329.blog98.fc2.com/blog-entry-1376.html〕［2020年10月19日アクセス］）

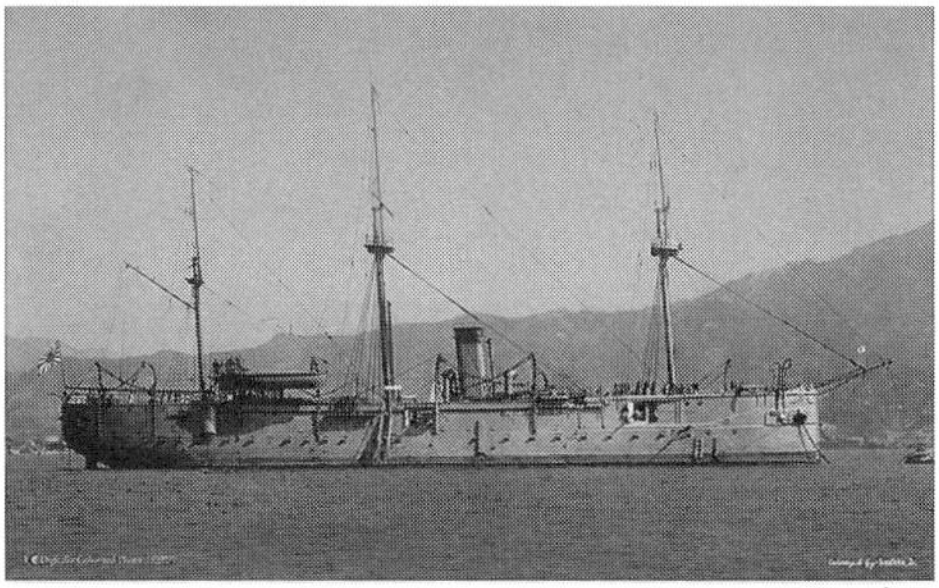

図17　初代大和（絵はがき）
（出典：「MONOCHROME SPECTER」〔http://blog.livedoor.jp/irootoko_jr/archives/942736.html〕［2020年10月19日　アクセス］）

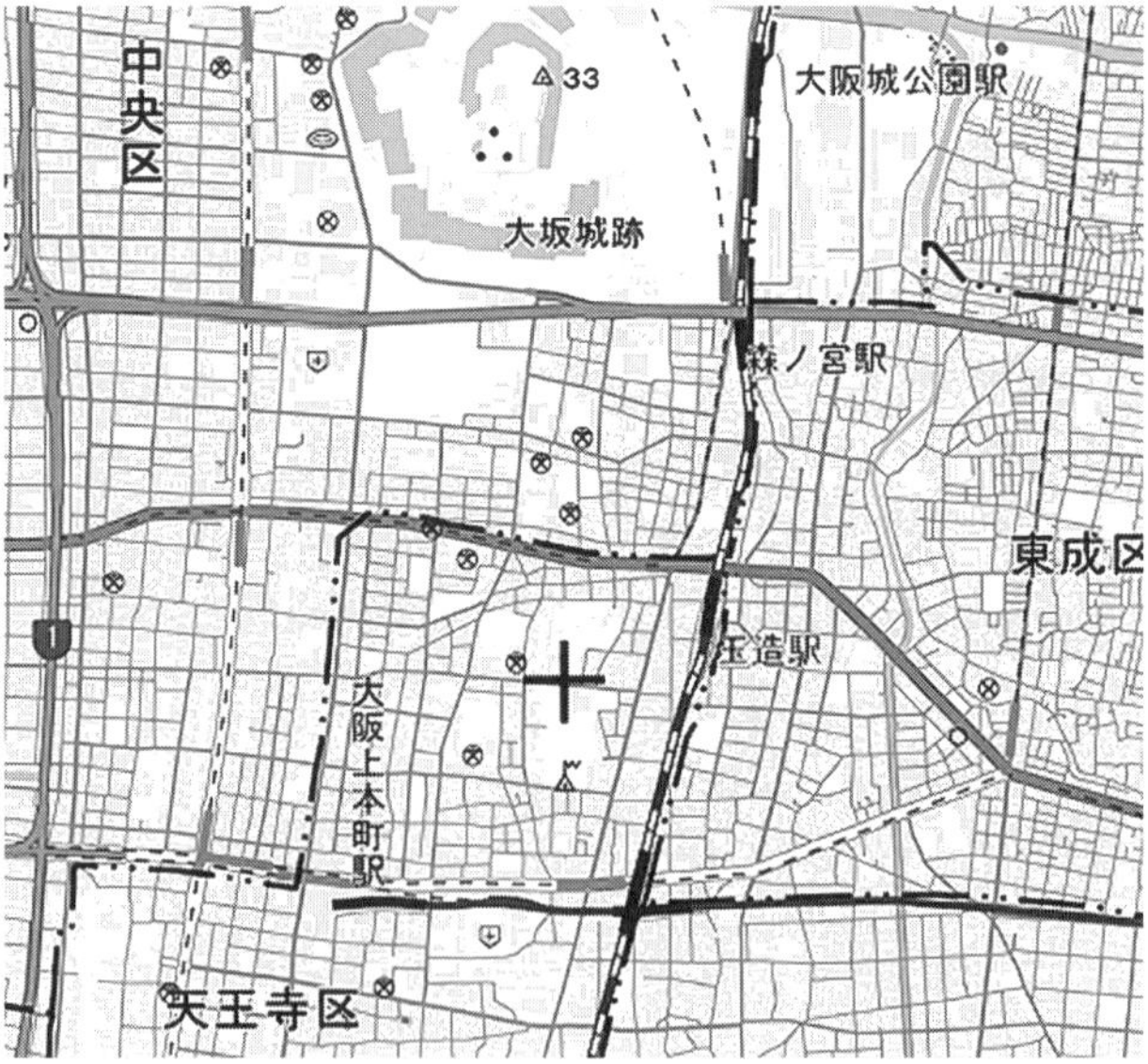

図18　真田山旧陸軍墓地
（出典：「国土地理院」〔https://maps.gsi.go.jp/#5/36.104611/140.084556/&base=std&ls=std&disp=1&vs=c1j0h0k0l0u0t0z0r0s0m0f1〕［2020年10月19日アクセス］）

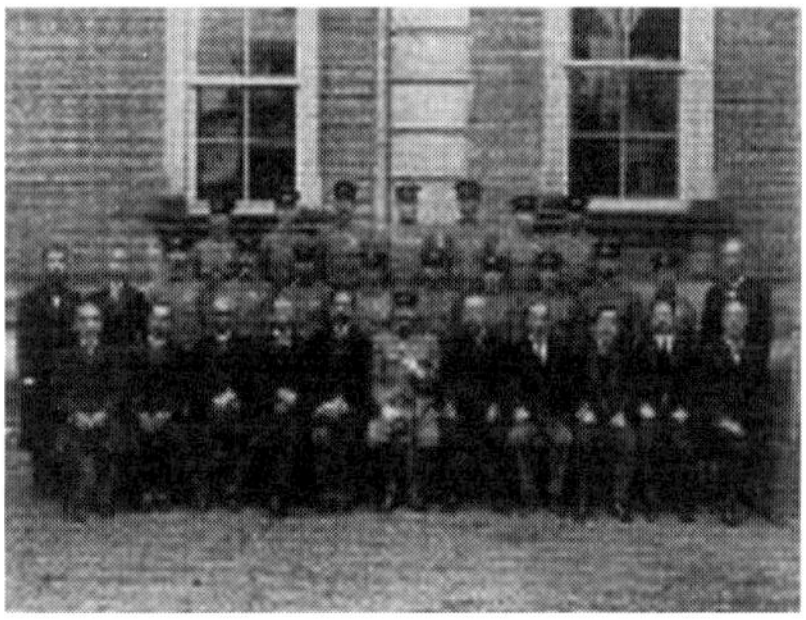

図19　看護人の第1期卒業生

軍諸隊編成表の正看護卒を看護手に改めるという公文書がある。陸軍では看護職を看護卒と呼んでいたが、陸・海軍で看護手に統一されたということだろう。実際、陸軍で看護手という語句を使っている書類もある。[20]

なお、看護手・看護夫は新兵のなかから選抜して短期間、看護の教育を施しただけで、能力・役割には限界があった。

『陸軍召募規則』(21)によると、一八九八年十月に「陸軍看病人磨工召集規則」が通達された。それに伴って「明治二十一年陸軍通達第二二九号 陸軍看病人磨工召募準則」に「明治二十二年陸軍通達第一四六号、屯田兵医員及び看病人磨工取り扱いを廃す」とある。ここから、明治二十一年＝一八八八年には、看護手が看病人という資格に変わっていたことがわかる。制度が整っていくにしたがって、名称も変わったのだろう。余談になるが、大阪城のすぐ南に、真田山旧陸軍墓地がある（図18）。一九四五年三月の大阪大空襲の際にも大きな被害を受けずにすんだ地域だ。あるとき現地調査をおこなったが、看病人と書かれた墓石が多数あった。

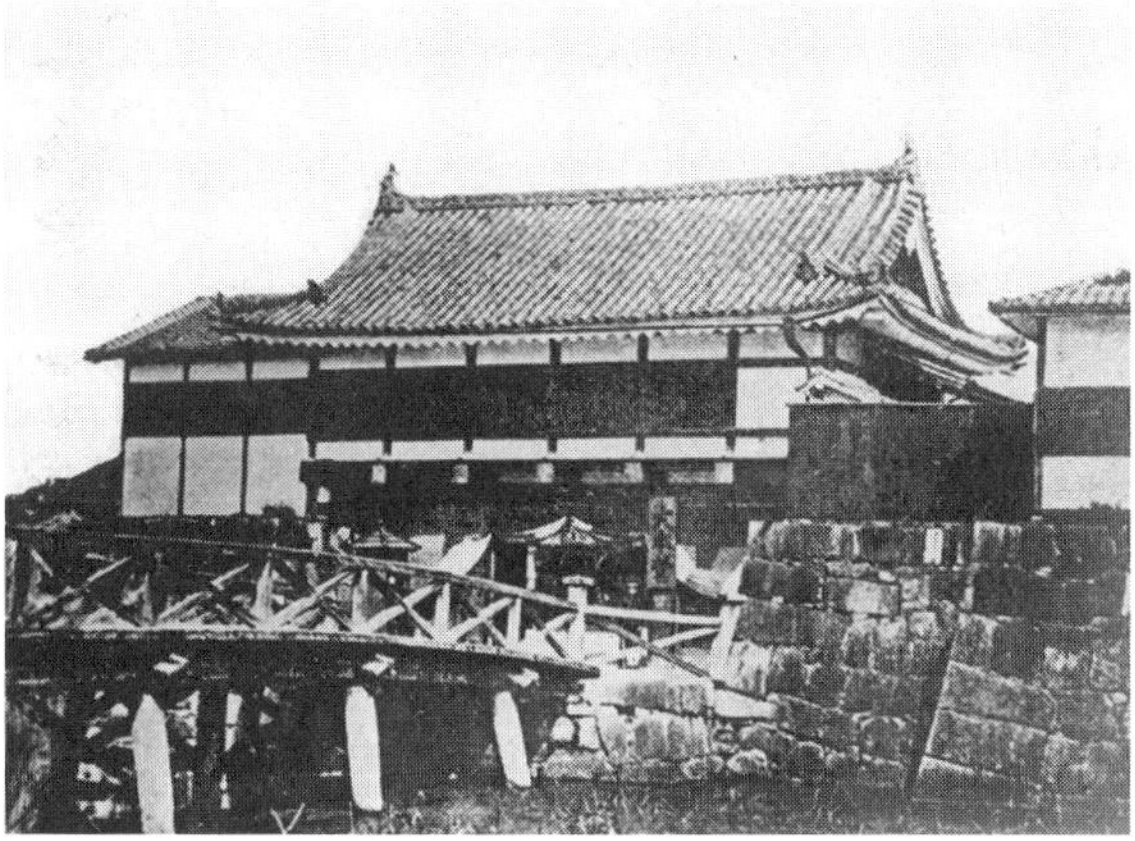

図20　広島大本営
（出典：「広島」〔https://smtrc.jp/town-archives/city/hiroshima/images/original/02-01-01.jpg〕［2020年10月19日アクセス］）

　一八九六年、日本赤十字社で男性の看護人の養成が始まった。九五年に日清戦争が終わっているので、戦場での看護職の必要性から創設されたと推定できる。当時の一般病院内の看護は「看護婦」といったくらいで主に女性の仕事だった。先述したが、看護人は別の資格として位置づけられて募集対象は男性だけ、募集も別々におこなわれた。図19は日本赤十字大学に残る第一期生の卒業写真で、前列の平服が教官で、後列の軍服姿が学生である。看護人にも軍事訓練があったようだ。

　一八九四年九月十五日、日清戦争で最高司令部・大本営が広島城内に設置された。当時、看護婦が対応したのは広島の陸軍病院までで戦場は含んでおらず、陸軍病院に病院船で送

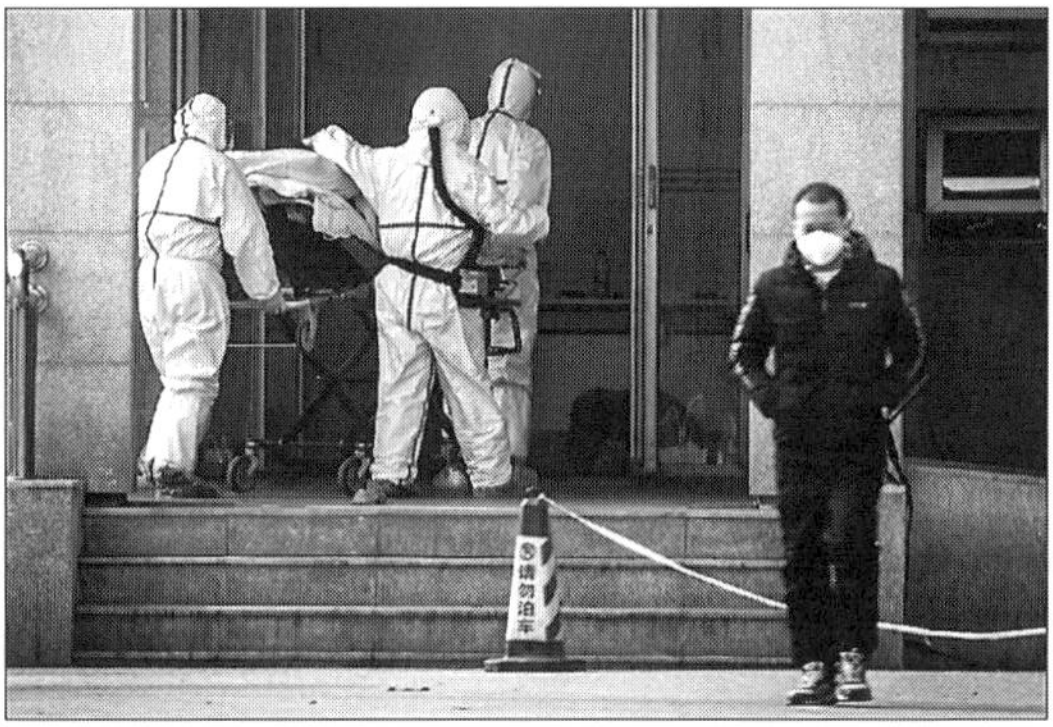

図21　中国での入院風景
（出典：「新型肺炎で3人目の死者」「時事ドットコム」2020年1月20日〔https://www.jiji.com/jc/p?id=20200120095004-0033709951〕［2020年10月19日アクセス］）

られてきた患者を看護した（図20）。前線から病院船までは看病人（その後、看護人）の仕事で、そのため広島の陸軍病院が大陸の負傷者の受け皿として拡大したが、第二次世界大戦の原爆投下で消滅した。近代の戦争が総力戦になって男は兵隊に取られて人手不足になり、看護人の代わりに看護婦が戦場に行くようになり、男性の看護人は消えていった。

看護人は戦場で活躍したが、戦争がないときは国内のやや特殊な場面で看護業務をおこなった。繰り返しになるが、その一つが急性感染症への対応だった。例えば避病院への移送を患者が拒否したとき、患者に触れたくない警察の巡査は看護人や家人に「きみ、押さえたまえ」と叫んだのだ。

二〇二〇年十月現在、新型コロナは日本では死亡率が低下していることもあって、強制力の問題が国内でそこまでは表面化していない。しかし中国では、病院入り口に警察官か警備員らしき人がいる場合もあるようだ（図21）。感染症対策は、「力」や「強制力」と常に隣り合わせなのである。

注

（1）「In Deep――地球の最期のときに」（https://indeep.jp/this-is-the-end-on-edge-of-2019-ncov/）［二〇二〇年

一月二十五日アクセス］
(2) 尾崎紅葉『青葡萄』春陽堂、一八九六年。青葡萄は、色づき始める前の果皮が緑色の未熟なブドウのこと。
(3) 尾崎紅葉（徳太郎）：一八六八年一月十日生まれ、一九〇三年十月三十日没。小説家、本名は徳太郎。
(4) 国立国会図書館デジタルコレクション「青葡萄」(https://dl.ndl.go.jp/info:ndljp/pid/885255)［二〇二〇年八月二十日アクセス］
(5) 矢場：遊戯用の小型の弓矢を射る遊び場。
(6) 歌舞伎『俊寛』が有名。一一七七年、鹿ケ谷の陰謀で流罪になり、七八年、他の者は許されたが俊寛だけは島に取り残された。赦免船を見送る俊寛のやつれた様子になぞらえている。
(7) 正宗白鳥「避病院」『正宗白鳥全集』第六巻、福武書店、一九八四年
(8) 磯貝元編『明治の避病院――駒込病院医局日誌抄』思文閣出版、一九九九年
(9) コレラタケ：虎列刺茸（学名 Galerina fasciculata）、フウセンタケ科ケコガサタケ属のキノコ。
(10) 柳家喬太郎『道灌』「YouTube」［二〇二〇年七月四日アクセス。現在は削除されている］
(11) 安保則夫『ミナト神戸コレラ・ペスト・スラム――社会的差別形成史の研究』学芸出版社、一九八九年、二五ページ
(12) 同書二九ページ
(13) 前掲『明治の避病院』
(14) 前掲『ミナト神戸コレラ・ペスト・スラム』二九ページ
(15) 牛込区：東京都新宿区横寺町四七番。東京十五区時代から三十五区時代までの区。牛の牧場があり、込（多く集まる）に由来がある。同様の地名に馬込、駒込などがある。
(16) 前掲『明治の避病院』
(17) 同書六ページ

(18)同書の口絵の図九の説明文から。
(19)同書の口絵の図十の解説文から。
(20)「陸軍衛生部現役看護手補充条例 勅令九十二号」一八八八年
(21)『陸軍召募規則』武揚堂、一九〇五年

第2章　正宗白鳥『避病院』と赤痢対策

1　正宗白鳥『避病院』を読む

　避病院の文学資料は、『青葡萄』の他にもある。明治から昭和にかけて活躍した小説家で本名は正宗忠夫、筆名は正宗白鳥の短篇私小説(1)『避病院』(2)である。若い頃の回顧録で、地方の避病院に対する地元住民の見方などを記載した貴重な資料になっている。

　白鳥は岡山県和気郡穂浪村（現在の備前市穂浪）に生まれた。江戸時代の正宗家は代々網元で地元の名家だったため（図22）、作品中にあるように父親が村長に選ばれたのだろう。高祖父の雅明の代までは材木商も営んだ財産家だが、医師の給料を気にする描写が作中にあるところから正宗家の持ち出しもあったのかもしれない。一八九六年には東京専門学校（のちの早稲田大学）に入学して上京しているので、『避病院』はそれまでの地元の体験がもとになっていると思われる。尾崎紅葉『青葡萄』からは当時のコレラ対策を読み取れたが、白鳥の『避病院』は赤痢対策について教えてくれる作品だ。

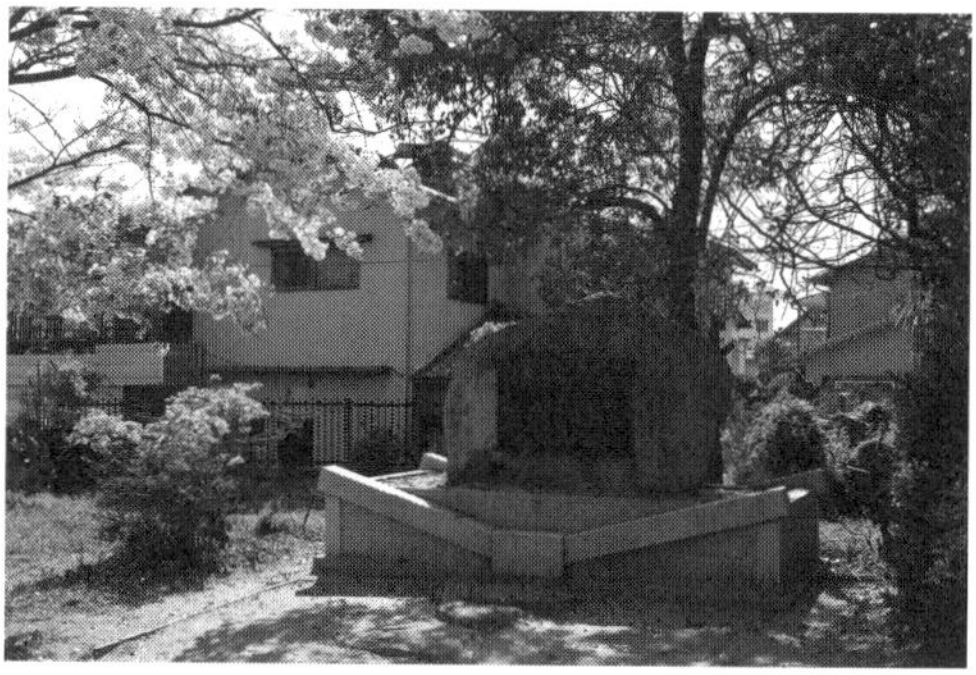

図22　正宗白鳥生家跡の碑
（出典：「Category:Masamune Hakucho」「ウィキメディア・コモンズ」〔https://commons.wikimedia.org/wiki/Category:Masamune_Hakucho?uselang=ja〕［2020年5月29日アクセス］）

『青葡萄』と同様、この私小説にも民俗学的な描写がちりばめられ、貴重な資料になっている。江戸時代の幕藩体制から明治に時が移り、村が自治制になったときの混乱が書かれている。それまでの庄屋や網元は、藩の意向を村民に伝える役目だった。わかりやすくいえば、逆らう者は藩に伝えて罰してもらうシステムで、その地方のなかで行政が完結していた。

だが明治になり、村長を選んでその村長が中央政府からの意向を伝える役割を担った。さらに巡査が常駐して、国の法律にのっとって処罰をする。だが大部分の村では少なくとも当初はこの小説が描くように、名主や網元が村長に横滑りしたようだ。『避病院』は漁村が舞台で、中央から避病院を作るよう命じられて沖の小島に設置する話である（図23）。図23で「250」と書かれているあたりがその村である。調べても他に島がないので、この前島に作ったようだ。前島は全体が山で、平坦地が少ない無人島だ。

作品中に「ちりめんのふんどし」という言葉が出てくるが、なぜこれが否定されると漁師たちは怒るのか、漁師たちはなぜ感染症予防に抵抗するのか。これらは当時の大衆の心理、その当時の社会状況を表していると思うので、先に少し説明をしよう。

ちりめんとは、特別な織り方をした絹織物である。その特徴は生地の表面にシボ（凹凸）が現れるところにあり、高級呉服や風呂敷に使われている。食べ物のちりめんじゃこは、イワシ類の稚魚（シラス）を食塩水で煮て天日干ししたものだが、その見た目が細かなしわのちりめんのように見えることからこの名がついた。

「ちりめんのふんどし」は、祭りのときにその高級素材で作ったふんどしを着けて練り歩こうというものである。落語に『蛙茶番』という演目がある。昔の芝居では舞台番という人が舞台の隅に裾をからげて座り、酔っ払い客などを制した。芝居で割り当てられたその役に不満な若者を、好きな女性が芝居を見にくると言ってだます。すると若者は、祭りのときに仕立てた真っ赤なちりめんのふんどしを急いで質屋から請け出し風呂屋に向かう。出るときにあわてていてふんどしを着けるのを忘れ、そのまま舞台に上がるという話だ。

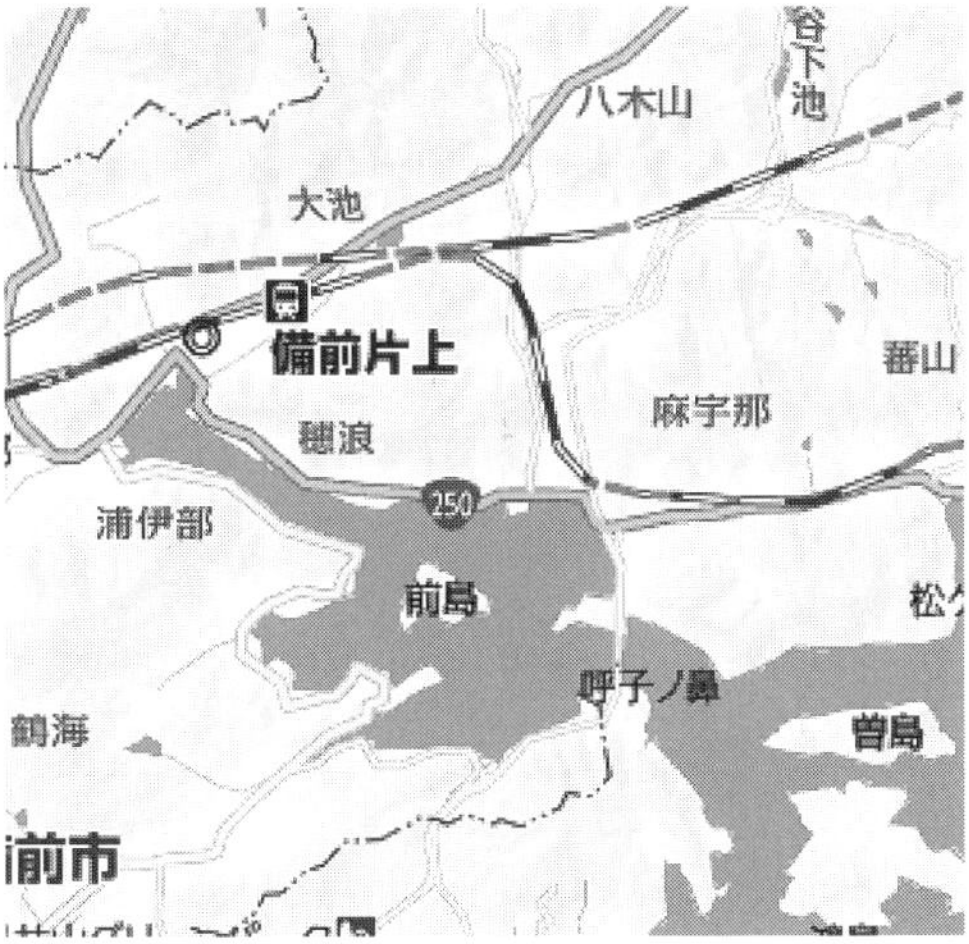

図23　前島

他にも『錦の袈裟』という落語がある。ちりめんの着物を作って吉原に繰り込んだ隣町に対抗して、錦のふんどしを作ろうと若い衆が話し合う。錦は金糸や色糸などを織り込んだ絹織物で、官軍が掲げた「錦の御旗」が有名だ。与太郎がお寺の和尚さんから錦の袈裟を借りて吉原に行ったところ、一人だけモテたという話だ。

江戸時代から明治にかけて、高価な生地でふんどしを作って締めるのが粋だという文化があったようだ。江戸時代の天保の改革などで出された奢侈禁止令の影響もあるのかもしれない。幕府もさすがにふんどしまでは取り締まりきれなかったので、庶民はそこにはけ口を見いだしたとも考えられる。

だが作品中では、感染症予防として神輿を禁止され、「ちりめんのふんどし」を着ける場を奪われたので人々に不満が募ったのだ。村人は反発するのだが、そのためかえって、作中にあるように暴飲、暴食、深夜までの賭け事で、赤痢は村に蔓延してしまう——。

本書では、尾崎紅葉『青葡萄』に続いてこの作品も現代語訳で紹介する。ここでも現代語訳するのは、明治期の文章は読めそうで読めないものが多く、例えば平仮名の表記も一種類ではなく、読みづらいためである。

メモ　赤痢

赤痢は赤痢菌という細菌による感染症で、便や尿などについた細菌が食物や水などを経由して口に入って感染する。赤痢菌は大きくAからDの四種類に分けられ、日本はD群赤痢菌による感染例が多い。潜伏期間は一日から五日程度で、症状は発熱で始まり、腹痛・下痢で、人によっては吐き気・嘔吐を伴うこともある。便に膿、粘液、血液が混じる膿粘血便がみられることが多く、赤痢という名前はこれに由来する。

アメーバによって引き起こされるアメーバ赤痢もあるが、これは寄生虫症に分類される。

町村の自治制が敷かれてから間もない頃だった。私の父は選ばれて村長になった。父の性質としてこういううるさい役職は好まなかったのだが、人材に乏しい田舎《いなか》の村では他に適当な候補者が見つからないので、仕方なく選ばれ、仕方なく承諾したらしい。

名誉職だというので、印だけの給料に甘んじて終日出勤して、五つの地区が合併した広い村の面倒な事務を執りおこなっていた。父の一身が忙しくなっただけでなく、私の家庭に用事が多くなって、祖母や母も困っていた。父の帰宅が遅くなることもあるし、しばしば人を招いて食事を一緒にすることもあった。

自由党の弁士が私の村にまで来て演説会を開いたとき、演説とはどんなものかという好奇心から私は戸の外で立ち聞きしたのだが、その題目は郡長への攻撃の次に村長への攻撃に移った。近くの村に感染症があるから、この秋の祭りは神輿を出して騒ぐことを禁じるという父の方針が口汚く攻撃されていた。若い漁師どもは鼻を鳴らして、うれしそうにその演説を聞いていた。「もっともっと」「ようやくできました」などと褒めている者もあった。

私は駆け帰って父に演説の筋を話したが、ほほ笑んだだけで父は何も言わなかった。「金を出してそんな演説をしてもらっても、あかんこっちゃ」と、祖母は村の者の愚かなことをぶつぶつ言っていた。

神輿がない祭りはさびしかった。地域によって組を作っている若い衆たちは、互いに他に劣らないように寄付金を集めて神輿を飾って練り回る。それは盆の踊りにも勝って年中行事の第一のにぎわいになっていたので、これを差し止められるのは、彼らがちりめんのふんどしなどを買って久しぶりに沖から帰ってくるときの楽しみを奪われることを意味していた。

だが、その代わりに飲み食いや賭け事はいつもよりも盛んだった。スイカを食うな、マクワウリを食うな、あるいはタコが悪い、生水が危険だというような訓示が県庁から村役場や警察の手を経て村々に伝えられるのを、漁師どもはたわ言だとして聞き流していた。先祖代々食べてきた物が腹に悪いわけはないという思いだったが、賭け事についても同じような考えをもっていた。

先祖代々続けてきて、漁師の生活にはかけがえがない娯楽になっている遊びがなぜ悪いのだと思っていた。広い村にたった一人しかいない巡査の目をまぬがれるくらいは何でもないとして、あっちでもこっちでも禁を犯していた。村の賭博宿が危なくなると船を沖へ出して悪遊びにふけった。湾内の小島に新築された避病院をも利用していた。

しかし、この避病院もいつまでも賭博宿になってはいなかった。隣村に蔓延していた病気は、祭りのときの暴飲暴食につけ込んで私の村にも伝染した。そして患者はボロ船に乗せられて、海上半里の離れ島へ送られた。

私は二階の手すりにもたれて、この病人船が港のとも綱〔船尾にある船を陸につなぎとめる綱：引用者注〕を解いて、油を流したような静かな初秋の海をすべっていくのを恐ろしい思いで見たことがあった。二階からは避病院の小屋の屋根がかすかに見えた。小屋の下は崖になっていて、そこらにはハゼ釣りの足場としてふさわしい岩が四つ五つ並んでいる。

私は一度釣り船に乗せてもらって島へ渡ったとき、その岩から岩を飛び歩いたことがあった。にごっている村の港あたりとは違って、その岩の周りは青い水をたたえていた。出船はその島を回って隠れ、入り船はその島の角に現れ、夕立はその島のほうから雨あし〔白線のように見える雨：引用者注〕を急がせ、落日はよくその島を金色にけぶらせた〔かすんで美しくみえた：引用者注〕。……が、避病院が建ってから、島はもはや私の目にも絵のような感じは与えなかった。島の周囲には、病毒がうようよしているように思われだした。

父は役目として、新たな患者が出るたびに医者や巡査と一緒にその家へ出かけた。真夜中に提灯をつけて患者を船へ護送したり、ときどきは自ら避病院へ渡ったりした。病気よけの石炭酸の臭いや石灰(3)の臭いが、そこいらじゅうにしていた。父は案外平気で役目を務めていたが、私は子ども心にも毎日が恐ろしくてならなかった。

病気を隠す者が多いため、巡査が夜中に村を巡って村民のトイレ通いに注意し始めた。靴の音がすると、誰でもトイレに行くのさえ差し控えるという噂さえ起こった。みんな寝静まって虫の音だけしているところを、ギシギシ靴の革を鳴らして巡査が歩いているのを、私は夜半の寝覚めに聞き留めて、異常がないか家族の寝顔をあんどん〔ろうそくや油脂の炎を風よけの和紙で覆った照明器具：引用者注〕の光で見回したこともあった。

「病気になったら、島流しじゃ。島へ行くのは殺されにいくようなものじゃ」と村の者は言っていて、患者の親兄弟は村長を恨み、巡査を憎み医師をも呪った。

村の巡査は、賭博の摘発と同じように病人を見つけるのも仕事だったことがわかる。病気だと診断がついた時点で、真夜中でも島の避病院に送られる。その家を封鎖するのは、『青葡萄』の記載と同じである。警官と診断する医師がワンセットで行動しているが、主導権は警察にある。医師も診断・報告を怠れば重い罰金が科せられた。

二

役場の使いに叩き起こされたことも、二度や三度ではなかった。

ある夜、戸を叩く音に私がまず目を覚まして、また赤痢があったのかと気遣いながら耳を澄ましていると、襖がない次の間に寝ていた母が寝床から声をかけた。

「私じゃ…島田祐斎です」と、外では重々しく答えた。

疲れきっている父は、母に揺り起こされても容易に起きなかった。そして、「難しい理屈をこねにきたのだろう。用事だけ聞いてなるべく返すようにしろ」と、寝言のように言ってそのまま眠りを続けた。母は細帯〔半分の幅の帯：引用者注〕を締めて、枕元のあんどんを提げて出ていった。表の掛け金を外す音がした。医師の島田は二、三言何か言っていたが、やがて太い咳払いをして帰っていった。

私は再び眠りについたが、表のけたたましい物音に間もなく驚かされた。割れるように戸が叩かれて、女の悲鳴が耳をつんざかんばかりに響いた。母も祖母も飛び起きて玄関口に出て、

「おさとじゃないか。どないしたというんじゃ」と尋ねた。

「亀蔵が宵から急に苦しがってしようがありませんから、お医者さんを呼びにきたら、村長の仕打ちが気に入らんから診にいってやらんとおっしゃる。……旦那様に早く行ってわけを話してもらわにゃ、亀蔵の命は助かりません」

「お前は島からどないして戻ったのじゃ」

付き添いにいっているおさとが、どうして避病院を抜け出て帰ったのかと母は聞いたが、おさとはそ

れには答えないで医師や父の無慈悲を戸の外で怒鳴り立てた。と、そこへ、声を聞き付けたのか巡査がやってきて、泣きわめくおさとは追い立てられて浜のほうへ行った。

法規で避病院は設けられていても監視は行き届かないから、離隔されている者も近くにいる漁船に乗ってこっそり帰ってきたり、あるいは若い男だと泳いで帰ってきたりするのだった。

「島田は島へ渡っても、ちょっとおれたちの言い方が気にさわると、病人の前で村長と意見が違うからお前を見てやらんと言ったりするんで困っている」

父は母からいまの様子を聞くとそう言っていた。

「他の医者を頼んだらどうでしょう。医者が不行き届きのために私の家まで恨まれたら災難じゃから」

「他の村の医者を連れてくるとなると、費用が大変じゃ。島田は機嫌を悪くしなければ銭金で苦情は言わんから、こんな貧乏村の医者にはもってこいなんだ。治療は上手なほうじゃないが、大目に見ないとなるまい」

父は島田の医術の無能なことを例に挙げて話していたが、それを聞いていた私は、子ども心にも不安でならなかった。たとえ費用が高くても、優れた医師を招かなければ村の病気が消滅する望みはないように思われた。

「村長の女房は行儀作法をわきまえていない。わしが訪ねていっても、寝間着に細帯をして出てきたりして」と、島田がののしっていたことを翌日わざわざ知らせにきた女があった。

「そういう自分のほうが行儀を知らんじゃないか。夜中に人のところに来て自分勝手な、つんけん〔言葉や態度がとげとげしい：引用者注〕したことを言って、ろくにあいさつもしないでいったのだもの」

母は腹立たしそうに言った。そして、このあとあの医師の前には決して顔出しをしないと言っていた。

その日、島田と父とが船に乗って、島に渡っているのを私は二階から見つけた。亀蔵の病気の経過は特に私たちの身に関係が深いように思われて、私はその噂には絶えず耳を留めていた。亀蔵はまだ二十足らずだが、独り立ちして魚商いをしていた。「買おう、買おう」と間延びした声で呼んでは、漁船の間を漕いで魚を買い集めて、買った魚をかごに入れて丘へ上ると、今度は威勢がいい声で「売ろう、売ろう」と叫びながら村中を駆け回っていた。

私は日暮れに遊びに出たついでに、恐る恐る亀蔵の家が見えるところまで行ってみたが、あたりは縄が張られて家は固く閉ざされていた。ふと気づくと、裏口の柿の木に近所の子どもが登っていて、まだよく熟してはいない柿の実をちぎって落とすのを他の子どもが手の平で受けていた。

「伯母さんにもらったんじゃから、取ってもかまわんのじゃ」と、下にいる子どもは私に聞かせるつもりで言った。

「そんなものを食べると赤痢になるぜ」と私は言った。

「嘘を言いなさい」。その子は私にあてつけるつもりで皮ごと一つかじったが、渋かったのか顔をゆがめて吐き出した。

「それみい」。私はいい気味だと思っていた。

木の上にいた子どもも下りてきて、取ったのを二人で分けながら、賄賂のつもりかよく熟れているのを選んで二つ三つ私にくれた。感染症が出てからは厳しく食物の注意をされていた私は、赤く熟れて甘い汁が多そうな柿の実を手に取ると、口からよだれが垂れてならなかった。二人の子どもが少し渋いくらいは我慢して、むしゃむしゃ食べているのを見るとなおさら食欲が刺激された。

　それで、半ば不気味な思いをしながら、歯で皮をむいて甘いところだけ食べた。二口三口と味わうと食欲はしだいに増して、子どもからもらったのだけでは満足できなくなって、自分の家の山になっている柿の実がしきりに目先にちらつきだした。内緒食いのうまさは母にも祖母にも告げなかったが、柿のために腹が痛むことはなかったので、いくらかでも気が楽になった。

　飲用水にはやぶの側の一つの泉を村中で使っているし、ちょろちょろした流れの谷川の水でみんなが洗濯しているのだから病気ははびこるばかりで、小さい避病院は間もなく満員になった。

「こうなっちゃ経費がたまらん」と父はこぼし、避病院を島に建てたことを祖母などに向かって家庭内で後悔していた。

　病院は暴風に板塀を壊され、大雨が降ると雨漏りがして障子は破れたままで、冷えだす季節には夜具や布団さえ不足しがちだといわれていた。付き添いが行っているだけで、医師の回診は日に一度にすぎないのに、その医師さえ、機嫌が悪いとか、波が荒れるとかすると、苦情を言って出かけなかった。でも、最初村民が怖がっていたようには死人はあまり出なかった。火葬の煙が島に立ったのは一度か二度にすぎなかった。

　治って送り返された者で、青い顔をしていながらも病中の苦痛は忘れたように、「結局、お上に食わしてもらっただけ得をした」と言っていた者もあった。


　この描写から、避病院が公費負担だったことがわかる。正宗は村長の息子という立場で事態を冷静にみることができた。正宗はのちに東京に出て教育を受けたので、飲料水が大事だということがわかっていた。赤痢などの病気は便や尿などについた細菌が食物や水などを経由して口に入って感染するので、設備は貧弱でも島などに隔離するのは有効かもしれないことをこの話は示唆している。
もう一つ重要なのは、病気になっても島から泳いでくるほどの体力をもっている者が多いので、赤痢に対して抵抗力があったために死亡が少なかったのかもしれないという点だろう。

三

病気が消滅したのか、ひそかに放任主義をとることになったのか、避病院というこの村には開村以来の一種特別な建物は年の暮れには不用になった。そして、私の家に出入りしていた和助という老人夫婦が、自ら望んでそこの留守番になった。鍬や肥桶やわずかな農具を携えて渡って、島の畑を耕すのだと言っていた。村の浜とは違って、自分のおかずにするくらいの魚はすぐ近所の岩で釣れるし、やがて小屋の周りに柿や梨を植えれば楽しみにもなるし、儲けにもなると言っていた。

私は興味をもって二階からしばしば和助の新宅を眺めた。西風が強い日や雨が降りしきる日には、さぞさびしくて心細いだろうと思われた。和助は飯米や日用品を買いに村に来たときに私に島遊びを勧めて、私も心が動いたが、避病院という名前の怖さにいつも躊躇していた。

「はじめのうちは虫けらが多くて気味が悪かったけれど、この頃は草を刈ったり燃やしたりしてきれいになりました。私の家から見る村の眺めはまた格別じゃ。いまに雪でも降ってみなされ。島の景色は風雅なものでしょうぜ」

和助は避病院用だったボロ船で往来していたが、女房が一人では怖がっているというので用事だけ足すとさっさと船に乗った。ときどきは、島の浜まで出迎えに下りている女房の姿がかすかに見えることもあった。

芝草を刈りにいく連中は和助の家を休み場にして、お茶を呼ばれて弁当を食べた。海を隔てて炊事の煙や枯れ葉を焼く煙が舞い上がるのを見ていると、避病院が建たなかった以前よりもかえって島に味わいがあった。

旧正月前には、夫婦して餅をつきにきて、ついでに知人の家を回って私の家で一晩泊まって帰った。私は異郷の話でも聞くように、島の様子を面白く聞いた。風当たりが強いこと、闇の夜には外へ出られないかわりに月の夜が美しいこと、寺の鐘が凪しだいでよく聞こえることや村の灯りが見えること。

「御当家のお二階の灯りは、よく目につきます」と、和助はそれをさも懐かしそうに言った。

「今度の夏にまた感染症が出たら、お前たちはどうするんじゃ。こちらへ戻ってこんかい」

「その間には、一軒小ぎれいな家を建てましょうわい。向かい側の洞穴のところを生け簀にしていろんな魚を入れておいたら商売にもなるし、面白いだろうと思いますぜ」

「果物や花も、一面に植えときゃええぜ」

私はそうなったときの美しい島を心に描いていた。

旧暦の正月の三が日がすんで間もない頃だった。

島火事だと叫び回った近所の者の声に驚いて、私はあわてて二階の雨戸を開けた。北風に煽られて、避病院のあたりにすさまじい炎が燃え上がっていた。……次から次へ触れ回って、村中の者はみんな浜のほうへ飛び出して、若い者たちは争って漁船に乗って島のほうへ漕いだ。私の父も身仕度して出かけた。

私は島の全焼を覚悟して、和助の身の上を気遣いながらいつまでも見つめていたが、火消しに出かけた船が向こうへ着くまでには火事はずいぶん衰えた。夜が明けてからよく見ると、避病院の建物はもはや目に映らなくなっていた。浜辺には船が群がって、木の間には人影がちらついていた。

火事場の光景は早くも村中へ伝わって、和助の女房が大けがをしたとか、こたつの火から火事が出たとか言われていたが、近くの村の若い漁師たちがそこに集って賭け事をしている最中に大げんかを始めてこんなことになったという噂がまことしやかに伝えられた。

「和助も島で畑作りくらいしても、暮らしが立つわけはない。初手から賭博宿にでもするつもりだったかもしれん」と、祖母はその噂を信じて言った。

2 各地の避病院

小説の舞台に避病院が登場するように、日本各地に避病院が作られた。例えば三重県には、次のような避病院があった。

感染症の蔓延を防ぐために、各地で避病院が建てられた。例えば亀山市では、現在の若山町、関町新《せきちょうしん》所《じょ》、関町沓掛《せきちょうくつかけ》、加太板屋《かぶといたや》に避病院が建設された。(4)（図24）

また、同じ感染症でも、江戸時代では致死率が高く空気感染する天然痘だと話が深刻になる。次に紹介するのは、熊本県天草の話である。文中の「もんつき唄」の歌詞には〔　〕で引用者の補足を添えた。

江戸時代の後半〔一八三〇—四三年、天保年間：引用者注〕頃、深海〔天草市深海町：引用者注〕でもこの天然痘が大流行しました。初めは、地域の裏山に小屋を作ってそこに患者を隔離していた当時の人々も、感染の爆発的な拡大を防ぐため、現在の下平地区の沖にある周囲二キロメートルほどの小さな無人島を隔離場所と定めたのでした。これが現在の下《しも》馬《ま》刀《て》島《しま》です。(図25)(略)

この他にも天然痘患者の隔離という悲しい出来事をいまに伝えるものとして「もんつき唄」とよばれる労働歌があります。江戸時代頃から下馬刀島の対岸にあたる現在の深海町下平地区あたりで歌われてい

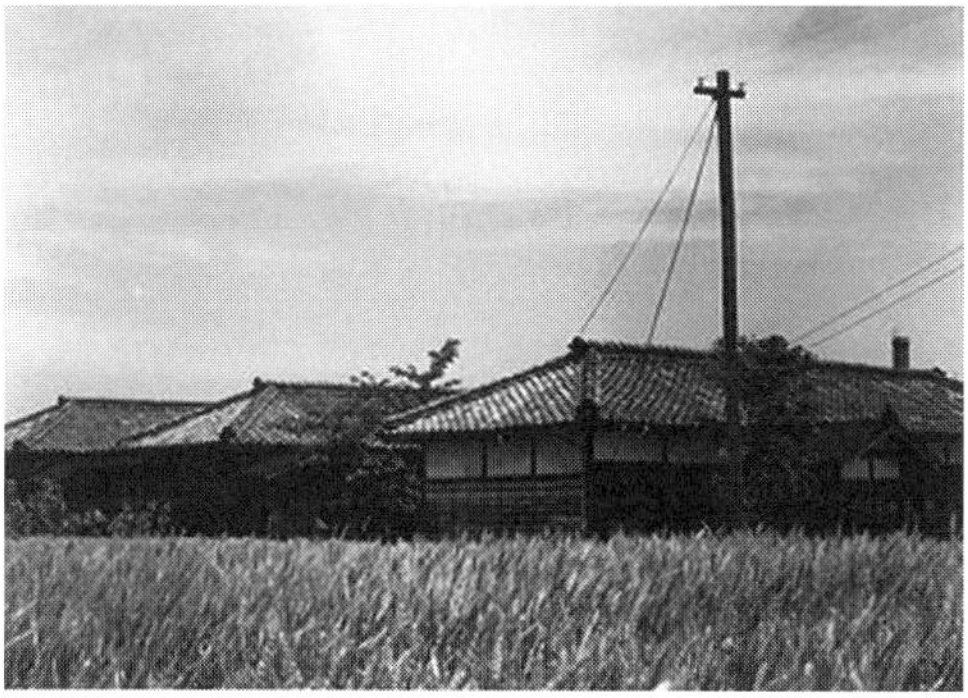

図24　三重県亀山市の避病院
(出典：「亀山市歴史博物館」ウェブサイト〔http://kameyama rekihaku.jp/kodomo/w_e_b/rekishi/kindai/kindaibunka/page006.html〕［2020年6月13日アクセス］)

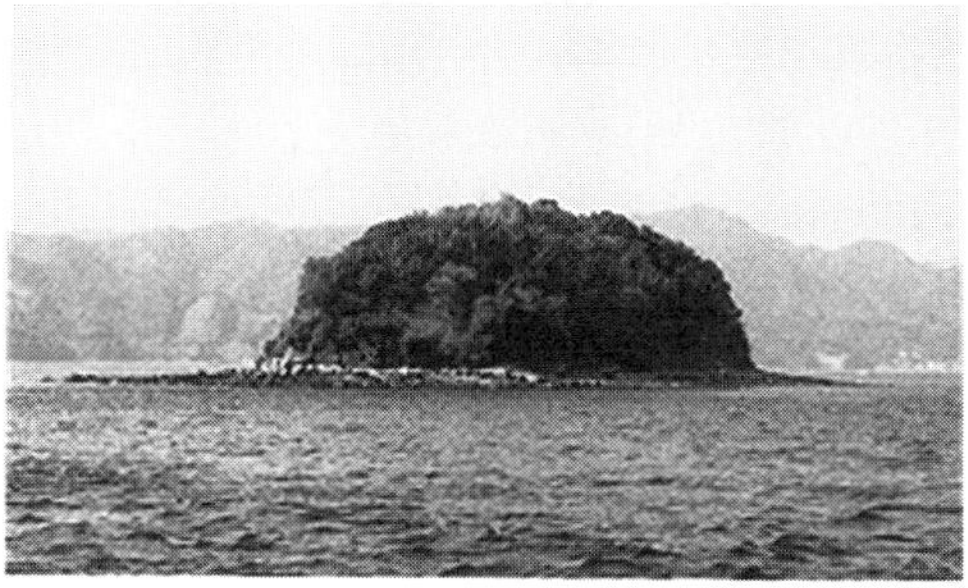

図25　下馬刀島（熊本県天草市深海町向山4769）
(出典：「天草市」ウェブサイト〔https://www.city.amakusa.kumamoto.jp/kiji0031550/index.html〕［2020年7月24日　アクセス］)

た歌のようです。もともと、「もんつき」とは「穀物つき」の意味で、米・麦・粟などの主食を杵でつくときに拍子をとるために歌われていたものです。のんびりと穀物を臼と杵でつくようすが思い浮かぶとても牧歌的な労働歌です。

もんつき唄
サマ〔あなた〕のはかしょ〔墓所〕の
マテしままつ〔馬刀島の松〕がョ
はよけ〔早くこっちにおいで〕と て〔手〕をま
まねく〔招く〕 はよけと
はよけと はよけョ
はよけと てをま
まねく[5]

また、豊作を祝う歌にも次のような歌詞があった。

「つるぎ崎から身を投げましょか さまの墓までひと流れ」（つるぎ崎から身投げして死んでしまおうか そうすればあなたの眠る馬刀島のお墓まですぐ行けるのに）[6]

当時、天然痘に翻弄された人々の様子が伝わってくる歌詞だといえるだろう。

3　衛生組合と伝染病予防委員

避病院という対策だけではなく、時の政府はさまざまな方法で感染症を抑えようとした。衛生組合と伝染病予防委員の選任もその一つだった。衛生組合とは、公衆衛生の発達や改善を目的とした組織である。日本では、伝染病予防法に基づいて一八九七年頃から設置されたが、感染症法施行（一九九九年）によって同法が廃止され、それに伴って衛生組合はなくなった。(7)

次の湯梨浜町の資料が衛生組合や避病院についてよくまとめているので、少し長いが引用する。

衛生組合と伝染病予防委員

明治二十年代では、コレラ侵入の脅威に加えて、腸チフス、赤痢が流行し始めた。このため、環境衛生を改善して伝染病を予防する重要性が高まった。明治三十年には、伝染病予防法によって衛生組合の設置が義務づけられている。

資料編一〇七号四に収録した「舎人村衛生組合規約」は、明治三十年九月以降に定められたものと思われる。これによると、村内を七区（部落）に分け、各区に組長一人を置き、区長が兼ねる、組長の任務は、組内の人民の衛生思想の普及、感染症患者の氏名・住所の報告などとなっている。このほか、消毒の方法、伝染病密告箱の設置、違約金や過怠金の徴収などが決められている。伝染病予防のために、共同体の強制力を利用する制度であった。

なお、町役場所蔵の「舎人村職員名簿」によると、組長の設置は、各部落ごとに一人ずつではなく、それぞれの部落を更に二〜四区に分け、各区ごとに組長を選んでいる。

伝染病予防委員は、同じく「舎人村職員名簿」に記録されている。任務や任期などは定かでないが、明治三十五年五月に、まず松崎の医師・松田春斎が委嘱され、以降、民間人三人が大正五年まで引き継いで担当している。

避病院の設置
前項で述べた伝染病予防法で、伝染病病院などの設置が市町村に義務づけられた。町域内でも、次の三か所に避病院（伝染病隔離病舎）が建てられた。建物の規模などは資料編一三五号を参照されたい。いずれも建設年月は不明であるが、明治後半から大正にかけてのころであったと思われる。

町村名	場所
舎人村	方地字「新井」（旧・東洋スピナリー）
東郷・松崎組合村	田畑字「久見畑」（東郷中学校南側の隣接果樹園）
花見村	長和田字「牛ヲロシ」（通称・八尺の県道カーブの南側）

こうした町内の避病院の運営状況は、予算編に収録した各時代の予算書などで知られる程度である。また、前掲「舎人村誌巻上」は、避病院における食費、薬代は患者の民等位に応じて徴収されたと記している。

なお、昭和三十年五月に、倉吉市の県立厚生病院敷地内に周辺市町村組合立の伝染病院が新築されたため、各町村の隔離病舎は順次廃止された。松崎三区の旧公民館の建物は、組合村避病院の一部を移築したものであった[8]。

正宗白鳥『避病院』で描かれた島に設置された避病院や熊本県天草の天然痘対策をみると、感染症に「隔離」で対応してきたことがあらためてよくわかる。また、『避病院』の登場人物の心情や「もんつき唄」から、患者が過ごす隔離先に対する周囲の人々の心理的な距離感も読み取ることができるだろう。

第1章「尾崎紅葉『青葡萄』とコレラ対策」と本章「正宗白鳥『避病院』と赤痢対策」では、小説の現代語訳を素材にして感染症の患者への対応や避病院のありようについて論じてきた。次の第3章「虫が介在する感染症」では、感染症が拡大する経路のうち虫に注目して論を進めていく。

注

(1) 正宗白鳥：一八七九年三月三日生まれ、一九六二年十月二十八日没。
(2) 『避病院』は「青空文庫」(https://www.aozora.gr.jp/cards/001581/files/55162_54760.html) で読むことができる。以下、「青空文庫」に記載されている書誌を記す。底本は『正宗白鳥全集』第六巻（福武書店、一九八四年）、初出は「早稲田文学」第百三十一号（早稲田文学社、一九一六年）。
(3) 石灰：pH12と強いアルカリ性である。ウイルスや細菌は生きられるpH域が決まっていて、強い酸性かアルカリ性の環境では死滅してしまうので、土の消毒に使う。
(4) 「亀山市歴史博物館」ウェブサイト〔http://kameyamarekihaku.jp/kodomo/w_e_b/rekishi/kindai/kindaibunka/page006.html〕［二〇二〇年六月十三13日アクセス］
(5) 「東京天草郷友会」ウェブサイト（https://amakusa-gouyuukai.com/amakusanouta/montukiuta.html）［二〇

二〇年六月十六日アクセス〕
（6）同ウェブサイト
（7）『精選版 日本国語大辞典』小学館、二〇〇六年
（8）住所：鳥取県東伯郡湯梨浜町大字久留一九―一。「湯梨浜町役場」ウェブサイト（https://www.yurihama.jp/town_history2/2hen/4syo/02020104.htm）〔二〇二〇年七月二十四日アクセス〕

第3章　虫が介在する感染症

中村為又が愛知県西尾市のことを書いた『羽塚の土』（一心舎印刷所）という書籍がある。一九七三年に出版されているが、内容は大正初期、一二年頃の彼のふるさとのことを書いている。年を取ると振り返りたくなるふるさとへの思いをまとめた随筆とでもいうべき内容だ。そのなかで、一三年頃の地方の様子を描いてあるので、以下で適宜要約しながら紹介する。本章では、この資料を読むことを通して、感染症が拡大する経路のうちネズミや虫について取り上げよう。

1　中村為又『羽塚の土』を読む

『羽塚の土』は地方でのペストの感染状況について記している。まずペストについて解説すると、ペストはネズミなどから主にノミを媒介として伝播する。他にも野生動物やペットから直接感染することもあるし、人と人との間での飛沫感染もある。第6章「都市の避病院の実態」に出てくる横田医師の場合は人からの感

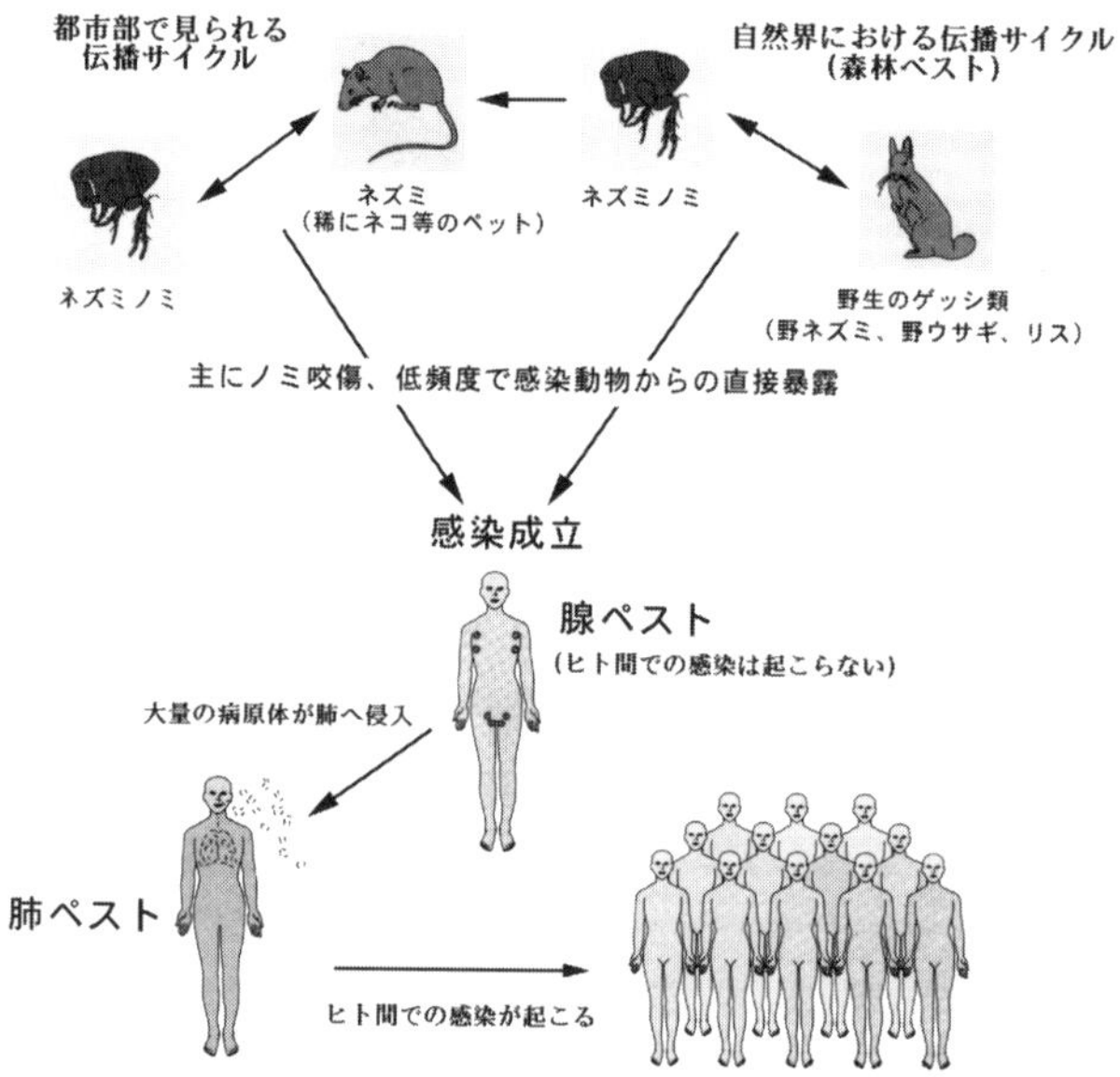

図26　ペストの感染経路
（出典：「NID 国立感染症研究所」ウェブサイト〔https://www.niid.go.jp/niid/ja/kansennohanashi/514-plague.html〕［2020年7月26日アクセス］）

染だが、直接血液を介しているので特殊である（図26）。

　ペストは細菌感染によって起きる感染症である。多くの場合の潜伏期間は二日間から七日間で、全身の倦怠感に始まって寒気がし、三九度から四〇度の高熱が出る。感染者の皮膚が内出血によって紫黒色になることから、過去に黒死病とも呼ばれた。北里柴三郎などによって原因菌が突き止められ、現在は抗生物質などで治療するが、未治療の場合の死亡率はかなり高い。遺伝子解析から、ペスト菌は約六千年前に仮性結核菌から進化して、遺伝子の組み換えが頻繁に繰り返された（図27）。大規模な変動を経て、きわめて毒性が強い菌に進化したことが明らかになっている。

　一八九九年にペストが日本に侵入してから一九二六年までの二十七年間に大小の流行が起こって、感染例二千九百五人（うち、死亡例二千四百二十人）が報告された。二七年以降、国内の感染例の報告はない。

　一八九九年には四十五人のペスト患者が発生して、四十人が死亡した。だが、当時の日本人はたくましかった。国が感染症防衛の奇策を考え出したのである。翌年から東京市は、ペスト予防のために菌を運ぶネズミを買い上げることにした。警察が実施した懸賞金付きの駆除届出制度で、さまざまな場所で買い上げがおこなわれた。駆除に国が金を出すとは意外だが、現在でも農林水産省は鳥獣被害防止の対策として交付金を設けている[1]。また、七七年から始まった賞金制度のためにエゾオオカミが絶滅した話は有名である。制度が廃止された八八年までに、エゾオオカミは千八百二十七頭が捕獲されたという[2]。

　東京では警視庁がネズミ一匹につき三銭から五銭で買い取って、さらに宝くじのような懸賞金を付けてネズミの絶滅を図った。「捕ネズミ懸賞」が、市内の交番に張り出したポスターの標語である。

　それをテーマにした『ネズミの懸賞』という落語もできた。だが、ペスト禍は間もなくやんだので、代わって名づけられたのが人情ばなし『藪入り』[3]である。かつて商家に住み込みで働いていた奉公人は、正月とお盆しか休みがなかった。その盆休みを藪入りといった。

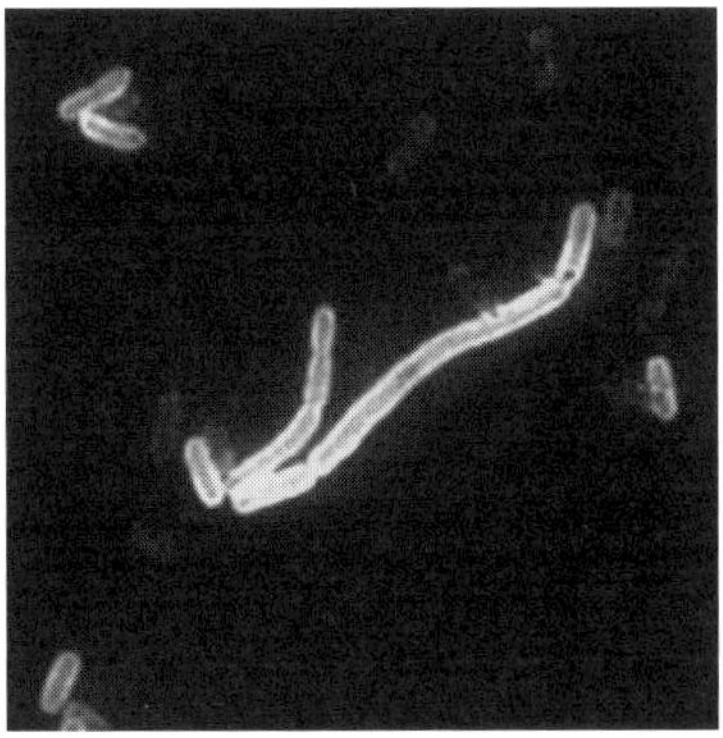

図27　ペスト菌
（出典：「ペスト」「Wikipedia」〔https://ja.wikipedia.org/wiki/%E3%83%9A%E3%82%B9%E3%83%88〕［2020年7月26日アクセス］）

　残念ながら録音情報がないのだが、五代目古今亭今輔[4]は、『藪入り』の出だしでネズミ買い上げの体験談を述べている。四年だった義務教育がその前の年から六年になったという今輔は、一九一三年に上京して一四年に落語家になるまで上野松坂屋などで働いた。今輔の説明によれば一匹につき五銭で、ネズミを交番に持っていくと証明書をくれ、それを役所に提出すると金をくれたそうだ（図28）。短期間だが、途中でそれに懸賞を付け加えた時期もあったという。当時の新聞だと一等五十円とある（図29）。なお、落語は抽選で当てた金を店から盗んだと両親が誤解する話である。

　ここまで東京のペスト対策の一例を紹介したが、『羽塚の土』は地方でそれがどのようにおこなわれていたのかを詳細に書いている。また、養蚕業にもそれが応用されたので、これまで日本がどのように社会の改善に知恵をしぼってきたか、その努力の記録としても読むことができるだろう。

『羽塚の土』では、全国的にペストが流行して、村にも「患者」が出て大騒動になる。これはのちに主治医の誤診だったことがわかるのだが、ネズミ退治に村中が大騒ぎになった。村役場ではネズミ一匹を、東京よりも高い十銭で買い上げることになった。

都会と地方ではやはり異なるようで、村の子どもたちは竹筒を利用した簡易なネズミ捕獲器を自分で作っ

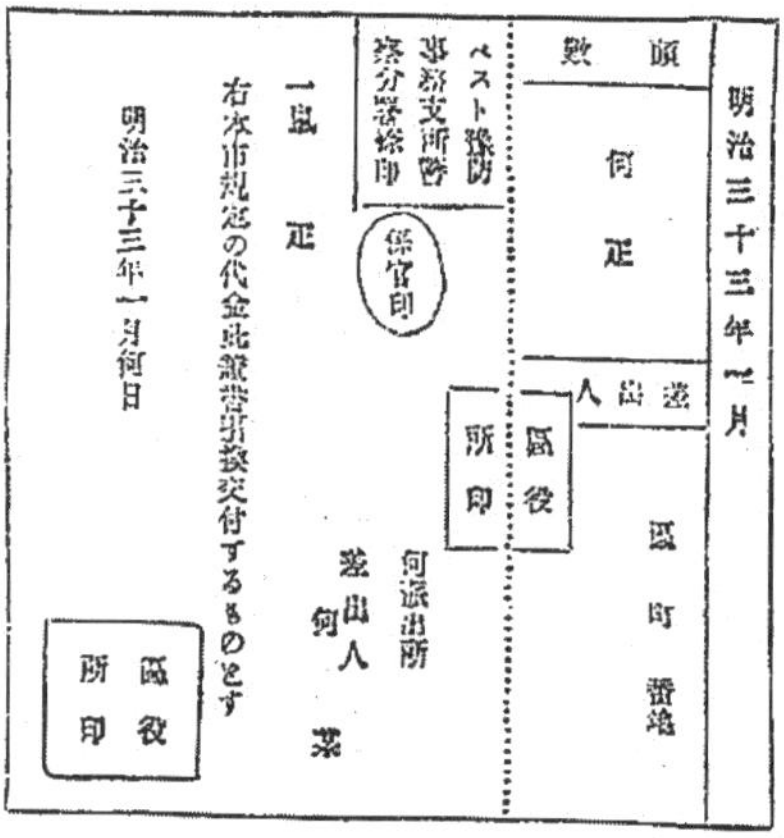
明治三十三年一月
頭数
何疋
差出人
区 町 番地
区役所印
ペスト予防事務支所始末分署検印
保管印
何派出所
差出人 何某
一鼠 疋
右ハ市規定の代金此証書引換交付するものとす
明治三十三年一月何日
区役所印

図28 ネズミの買い上げ引換券（1900年）
（出典：立花家蛇足「藪入りのこと　二番煎じで鼻持ちならない奴」「落語と吉原そして小説、時々ぼやき」2020年1月22日〔https://ameblo.jp/tachibanaya-dasoku/entry-12568906401.html〕［2020年9月28日アクセス］）

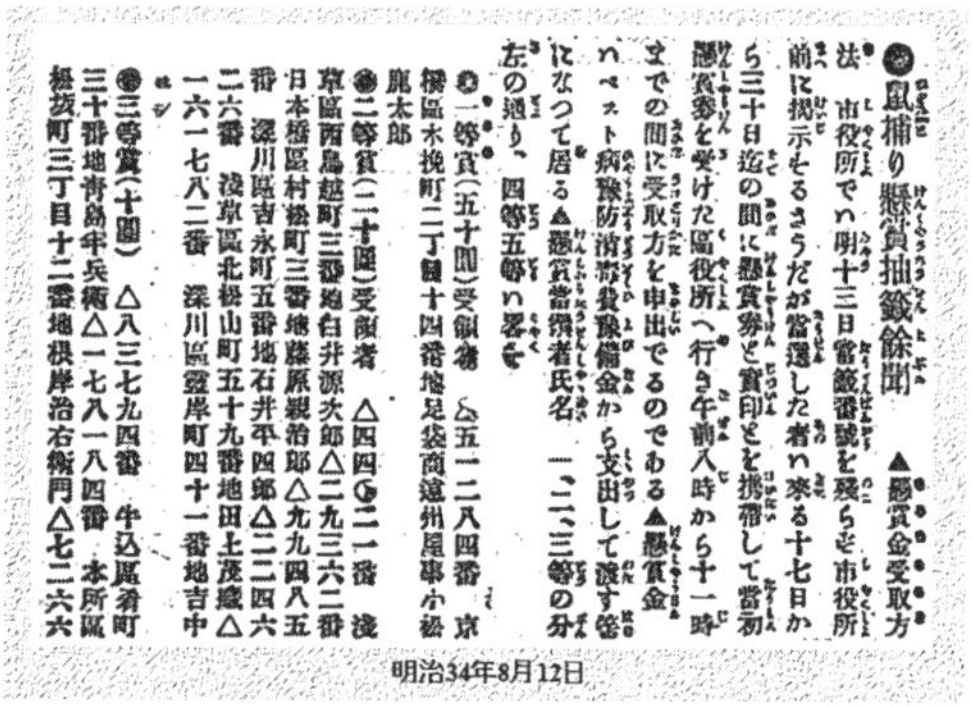
●鼠捕り懸賞抽籤餘聞　▲懸賞金受取方法　市役所でハ明十三日當籤番號を殘らず市役所前に掲示するさうだが當選した者ハ來る十七日から三十日迄の間に懸賞券と實印とを携帯して當初懸賞券を受けた區役所へ行き午前八時から十一時までの間に受取方を申出でるのである▲懸賞金ハペスト病豫防消毒費豫備金から支出して渡す筈になつて居る▲懸賞當選者氏名　一、二、三等の分左の通り、四等五等ハ略す
●一等賞（五十圓）受領者　△五一二八四番　京橋區木挽町二丁目十四番地足袋商遠州屋事小松鹿太郎
●二等賞（二十圓）受領者　△四四〇二一番　淺草區西鳥越町三番地白井源次郎△二九三六二番　日本橋區村松町三番地藤原親治郎△九九四八五番　深川區吉永町五番地石井平四郎△二二四六二六番　淺草區北松山町五十九番地田上茂織△一六一七八二番　深川區蛤岸町四十一番地吉中
●三等賞（十圓）　△八三七九四番　牛込區肴町三十番地青島半兵衛△一七八一八四番　本所區松坂町三丁目十二番地根岸治右衛門△七二六六
明治34年8月12日

図29 ネズミ捕り懸賞を伝える新聞
（出典：同ウェブサイト）

た。麦畑やイモ畑で繁殖していた野ネズミの穴を探しては、その捕獲器を仕掛けて野ネズミ退治をした。竹筒のなかに入ると出られない仕組みの器具だと思われる。このネズミ捕獲器はかなりの成果があったのだろう。お金を稼いで、なかなか買えない菓子やアメをずいぶん買い食いしたようだ。村のお菓子屋も突然景気がよくなったことだろう。

もう一つ、村はクワカミキリムシにも懸賞金を出していた。当時は養蚕が盛んで裏の畑の大部分は桑畑だった。桑は絹糸を作るカイコの餌になる。クワカミキリムシはそのクワやイチジクなどの害虫である（図30）。

五月から六月に、クワカミキリムシは桑の木に産卵する。子どもたちは生い茂った桑畑のなかに潜り込んで、根元に産卵中のクワカミキリムシを探し回る。この虫には羽があり、素早く捕まえないと飛び去ってしまうが、手慣れた村の子どもは見つけたら最後、さっと押さえ付けて首根っこから頭を切ってしまう。長い触角をもつ頭を村役場の産業を奨励する勧業係に持っていくと、養蚕害虫駆除協力費として一匹につ

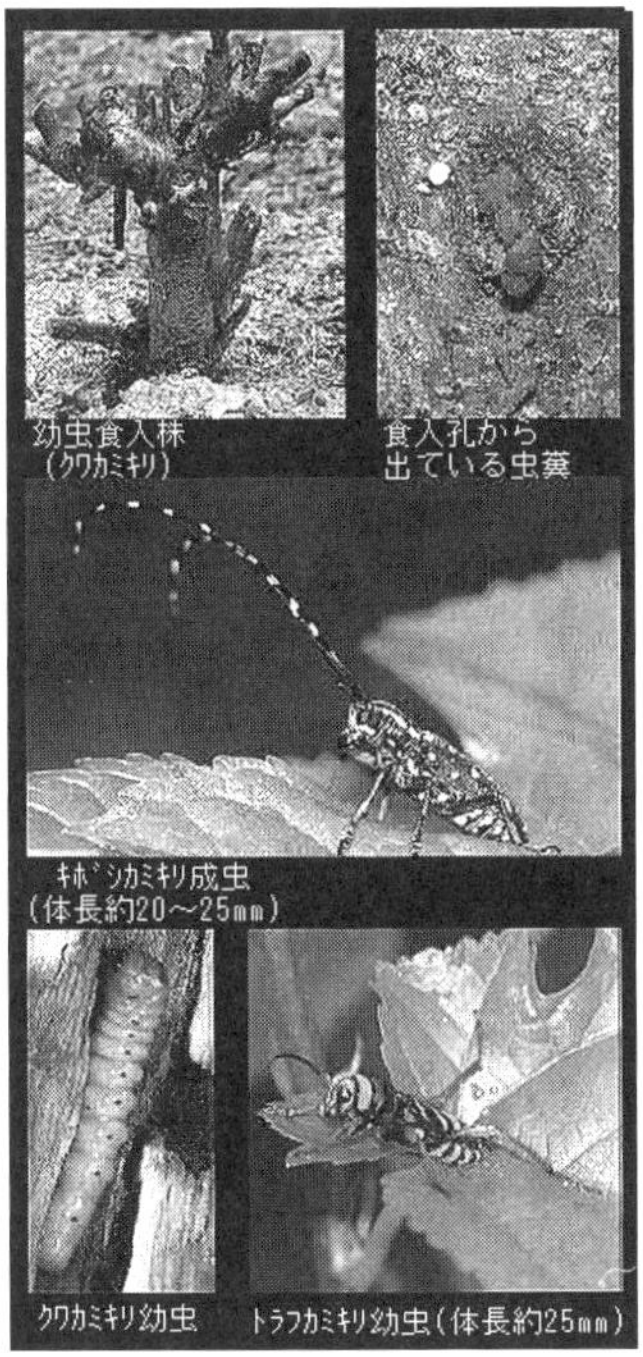

図30　クワカミキリムシ
（出典：島根県ウェブサイト〔https://www.pref.shimane.lg.jp/industry/norin/gijutsu/nougyo_tech/byougaityuu/byougaityuu-index/kuwa/ku055.html?site=sp〕［2020年9月28日アクセス］）

き二銭で買い上げてもらえた。この季節は学校から帰ると、学校用具を放り出して野ネズミ捕獲やクワカミキリムシ退治に夢中になり、夜中夢にまで見るほどの熱心さだったらしい。

2 ハエ

感染経路として、次にハエを取り上げよう。私たちは昔と比べて衛生状態がどれだけ改善したかを普段実感することは少ない。ハエも蚊も病気を運ぶ害虫であり、人間にとってはマイナスになる生物である。ハエは汚物・排泄物にも食事にもたかることが問題で、しかも汚物に止まったハエが数秒後に食事に飛んでくる。そのため赤痢菌、サルモネラ菌、寄生虫卵を媒介する。明治末期から大正にかけてのそのような状況も『羽塚の土』では描いている。

なお、戦後の一九六〇年前後でも、夏になると食卓の上にはハエ取りリボン（図31）という、当時の大ヒット商品がぶら下がっていた。これは使うときに、図の下のほうにある筒状の部分から粘着テープを引き出して天井から吊るす。ハエは、そこに止まると粘着テープで動けなくなる。多数ハエが捕まると、そのままゴミ箱に捨てるというものだ。小林一茶の有名な俳句「やれ打つな　ハエが手をする　足をする」を、食事をしながら目の前で見ることができた。

話を戻そう。一九一三年頃には地方でも、夏になると小学校に校医が来て、ハエは夏の伝染病を媒介する、と赤痢や腸チフスについての講演をした。だが、ハエは家の内外にたくさんいて退治する方法はないと『羽塚の土』にはある。軒先につるした魚の干物などは、ハエの群れで真っ黒になったようだ。

村では夏の昼下がりに寝ていると、目や口の周りにハエが群がり、追い払っても次から次へと群がって熟睡を妨げた。口元が乳臭い赤ん坊は、ハエがいちばん群がるので眠りを妨げる。そのため、蚊に食われないためも兼ねて、傘の上部のような子ども用の蚊帳を必ずかぶせた。

一九六〇年頃は、東京でも食べ物を食卓に置いておくときは網目状のかご、ハエ帳をかぶせてハエが寄り付かないようにした。七三年出版の『羽塚の土』には、憎むべきハエはいまでもいるが六十年前と比較すると問題ではないとあるので、大正初期の様子は想像もつかない。

ハエの多いその頃は、一夏に必ずと言って良いほど、どこかの村で赤痢や腸チフス患者が発生した。村に感染病患者が発生すると、急に予防注射や村中の消毒が行われ、いそがしいことになるのだった。医学のまだ発達していなかった頃なので、発病患者の相当数は、帰らぬ人となることが多く、不幸を深め村人たちを悲しませた。[5]

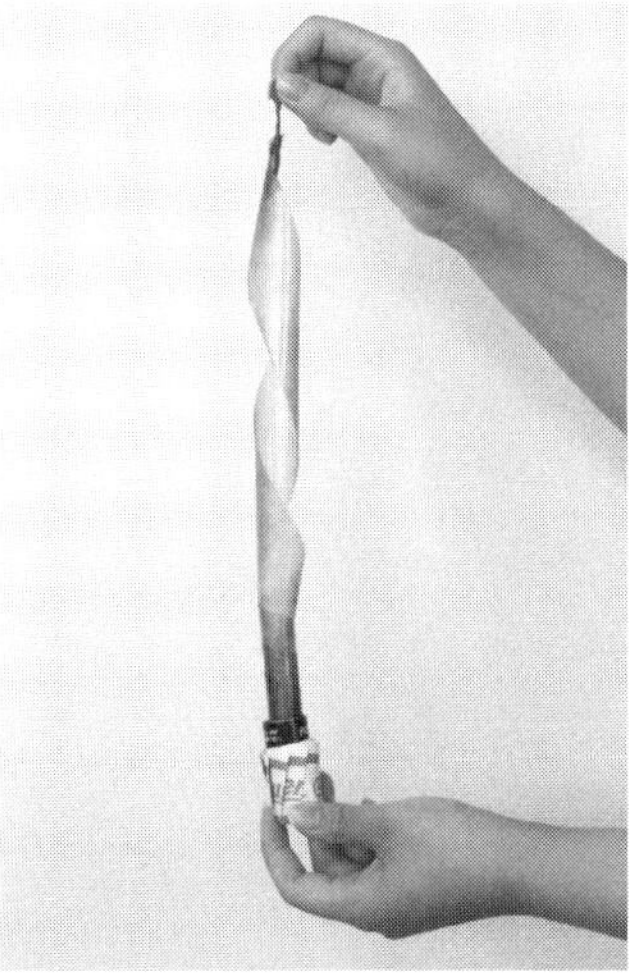

図31　ハエ取りリボン
（出典：「SIMADA」ウェブサイト〔https://www.probuster.jp/%E3%83%8F%E3%82%A8%E3%81%A8%E3%82%8A%E3%83%AA%E3%83%9C%E3%83%B3-5p/〕［2020年9月28日アクセス］）

落語家・春風亭一朝[6]の演目に『三方一両損[7]』がある。江戸時代の話で財布を拾って長屋に届けにいくと、「俺は江戸っ子だ、金を落としてさばさばしている」と受け取らない。もらえ、もらわないと、けんかになっているところへ大家が顔を出す。けんかがもつれ、店子が「くそったれ、大家。もうこの長屋でくそはたれないぞ」と毒づく。当時、江戸近郊の農家が畑の肥料として、金を出して長屋の排泄物を引き取っていた。それは大家の正規以外の収入になっていて、店子はそれをあてこすったのだ。ちなみに、食べ物の質がよかったので、武家屋敷のほうが値段は高かったという。

肥料の運搬を含めてハエはあらゆるところにたかり、都会も田舎も「ハエ天国」だった。江戸時代にタイムトラベルする映画やテレビドラマもあるが、私たちだったら一日もいられないだろう。

3 蚊

蚊もマラリアや日本脳炎など多数の感染症を媒介する。筆者が子どもの頃は、東京の都心でも空き地に土管やドラム缶が置いてあり、雨水がたまるとなかに蚊の幼虫であるボウフラがわいた。戦後の荒廃期の知恵なのだろう、ドラム缶をトントンと叩くとボウフラが沈むのでそのすきに上澄みを飲むと書いてあった実用書もあった。実際に叩いてみたら本当にボウフラが沈み、しばらくすると浮いてくる。叩くとまた沈み、エレベーターのようだった。

羽塚も周囲は水田で囲まれていた。そして村のなかに林や竹やぶも多く、小さな池や排水が悪い水たまりも多かった。そのうえ各農家では台所や風呂場の隣に排水だめがあって、年中、黒々とにごって底からブツブツ泡を立てていた。山村部では排水を地面にしみ込ませることがあり、それが井戸などの飲料水に漏れ出して病気の感染源になることもあった。泡が出るのは、化学反応を生じて気体が排出されるためである。大正初期だけではなく、高度経済成長期の一九六〇年代から七〇年代、東京・港区のにごった運河から気泡が出ているのを、筆者も目撃したことがある。蚊の発生源が家の周りに無数に存在したので、初夏から晩秋近くまで夜は蚊の活躍の場だった。夕暮れに目印につけておいた小さな電球が薄暗く光っている家のなかは、蚊の大群がうなりを発して飛び交って家族に襲いかかった。

『羽塚の土』では、平安時代からおこなわれた「蚊いぶし」の情景が細かく描かれている。暗くなって親たちが畑から帰ってくると、すぐに電灯を消してよもぎの干したものや籾殻で家のなかをいぶして蚊を追い出しにかかる。よもぎはどこにでもあって薬用にも使われた。害虫や雑菌から身を守る抗菌化物質をもっているためだ。籾殻はイネの果実の外側のことで、農家では大量に発生するので使ったのだろう。これが現在の蚊取り線香につながった。

落語家・春風亭一之輔(8)の『夏泥(9)』という演目では、物語進行に蚊いぶしを効果的に使っている。貧乏長屋の、蚊いぶしも買う金がない大工に泥棒が入る。蚊が多いので蚊いぶしの代わりに、板敷きの板を壊して燃やしている。そんな煙では効果がないし火も危ない。要するに、よもぎなどをいぶさないと効果がないのだ。泥棒は羽目板の割れ目に足を突っ込み、話が進む。

羽塚地方では、暑さと蚊の対策があって夏は炊事を庭先でやったようだ。料理する火を炊くかまどの前にうずくまって夕食の用意をする。かまどの煙で蚊が寄り付かないためと思われる。夕食の支度ができると、大人たちはもう一度うちわで家のなかの蚊と煙を外に追い出した。蚊の侵入を防ぐために暑くても外側の戸と障子を閉め切り、ここでようやく電灯をつけて一家で夕食となる。

その後、毎日それぞれの家が薪で風呂を沸かすのは大変だったので、何軒かで持ち回りしてもらい風呂をした。夕食が終わって隣の人たちが来ると、蚊は半裸同様のもらい風呂の人たちを襲う。それでも大人たちは世間話に夢中だったと、『羽塚の土』の著者・中村は子どものときにあきれた記憶を書いている。だが、いちばん困るのはトイレのなかで、日中でもたくさんの蚊が潜んでいて、尻をまくって用を足すそのときを待って下半身に襲いかかってきた。

本章の最後に、次の第4章「野崎久一「避病院覚書」から読む赤痢の経験」につながるため『羽塚の土』の避病院に関する記述の一部を引用しておこう。現在は都会と地方でそれほど医療の格差はないが、明治・大正期は大きな差があったことがよくわかる。

避病院

夏になるとこの避病院に入る不幸な人たちが、村々に必ず出た。医療制度の確立しない時代では、病気になると大きな借金を背負い込む。それなので少しの熱や腹痛には、一番経済的な富山の置き薬に頼っていた。

それが病気の早期発見を遅らせ、手遅れとなる場合が多い。特に夏から秋にかけて流行する赤痢、チフスなどの感染症にはそれが痛感された。発見されたときにはその家族だけでなく、付近の家まで感染している場合が多かった。これ等、多数の感染症患者は、役場の衛生係の指導で避病院に強制収容される(10)。

注

(1)「鳥獣被害防止総合対策交付金実施要領」二〇一九年三月二十九日最終改正(https://www.maff.go.jp/j/supply/hozyo/nousin/attach/pdf/190530_1-3.pdf)［二〇二〇年七月二十六日アクセス］、「鳥獣被害防止総合対

策交付金実施要領の一部改正について」(https://www.maff.go.jp/j/seisan/tyozyu/higai/yosan/attach/pdf/yosan-10.pdf)［二〇二〇年五月三十一日アクセス］
（2）中沢智恵子「明治時代東北地方におけるニホンオオカミの駆除」、野生生物保護学会編「野生生物保護」第十二巻第二号、野生生物保護学会、二〇一〇年
（3）「藪入り」、飯島友治編『古典落語』第二巻所収、筑摩書房、一九六八年、八ページ
（4）五代目古今亭今輔：一八九八年六月十二日生まれ、一九七六年十二月十日没。
（5）中村為又『羽塚の土』一心舎印刷所、一九七三年、六五ページ
（6）春風亭一朝：一九五〇年十二月十日生まれ。八二年十二月に真打ち。師匠は故・五代目春風亭柳朝。
（7）『三方一両損』：「夢空間チャンネル」「You Tube」版「春風亭一之輔 兄弟会 ゲスト：春風亭一朝」第四夜、二〇二〇年七月二十二日配信（https://www.youtube.com/watch?v=mR4XYOEmJPc）［二〇二〇年八月五日アクセス］。大岡政談。この二人のいさかいが奉行所まで行き、話を聞いた大岡が黙って一両を出す。拾った三両と合わせて四両にして、町人二人に二両ずつ与える。大岡が一両損、三両落とした町人が二両戻り一両損、三両拾った町人も二両しか手に入らず一両損でみな平等と裁定した。オチは、大岡が町人に褒美として食事を出すとよく食べる。食べすぎるなと大岡が声をかけると、二人は「多くは食わない（大岡）、たった一膳（越前）」と答えた。
（8）春風亭一之輔：一九七八年一月二十八日生まれ。二〇一二年三月に真打ち。師匠は春風亭一朝。
（9）『夏泥』：「YouTube 演芸茶屋」二〇二〇年七月十一日配信［二〇二〇年八月五日アクセス。現在は削除されている］。泥棒が貧乏大工に有り金を巻き上げられ、季節の変わり目にまた来てくれといわれるのがオチである。
（10）前掲『羽塚の土』七二ページ

第4章　野崎久一「避病院覚書」から読む赤痢の経験

第3章「虫が介在する感染症」では感染症の経路について述べた。ここまで外側から感染症や避病院をみてきたが、本章では避病院の内部の様子、患者の生活環境を論じる。敗戦後も衛生状況の悪化や防疫体制の崩壊などで、感染症は猛威をふるった（図32）。そこで、戦後の赤痢の経験を事例として取り上げる。

野崎久一は敗戦直後にふるさとの青森に帰ったが、そこで集団発生した赤痢にかかってしまう。その体験を「避病院覚書」(1)と題してまとめた。具体的には、十三枚のスケッチとともに、自身が入院した青森県車力村の赤痢避病院を記録したものである。あくまで覚書で単語が断片的に並んでいるだけで、スケッチは貴重なのだが、文章は意味が不明瞭なところもあり、内容が重複しているところもある。そのため、内容を適宜説明しながら論を進める。なお、野崎自身の詳しい情報はなく、一九九〇年に『凍結の津軽平野』（新人物往来社）を出版していることだけが確認できる。

戦争を生き抜き、故郷に帰ったら感染症にかかって隔離された――覚書には深い悲しみと怒りが渦巻いているようだ。野崎が入院した避病院は、縦十八メートルに横五・四メートルの松の支柱のノマ小屋だったとある（図33）。ノマとは防雨用にワラをよろい編みにしたもので、屋根などを覆うのに使われた。よろい編

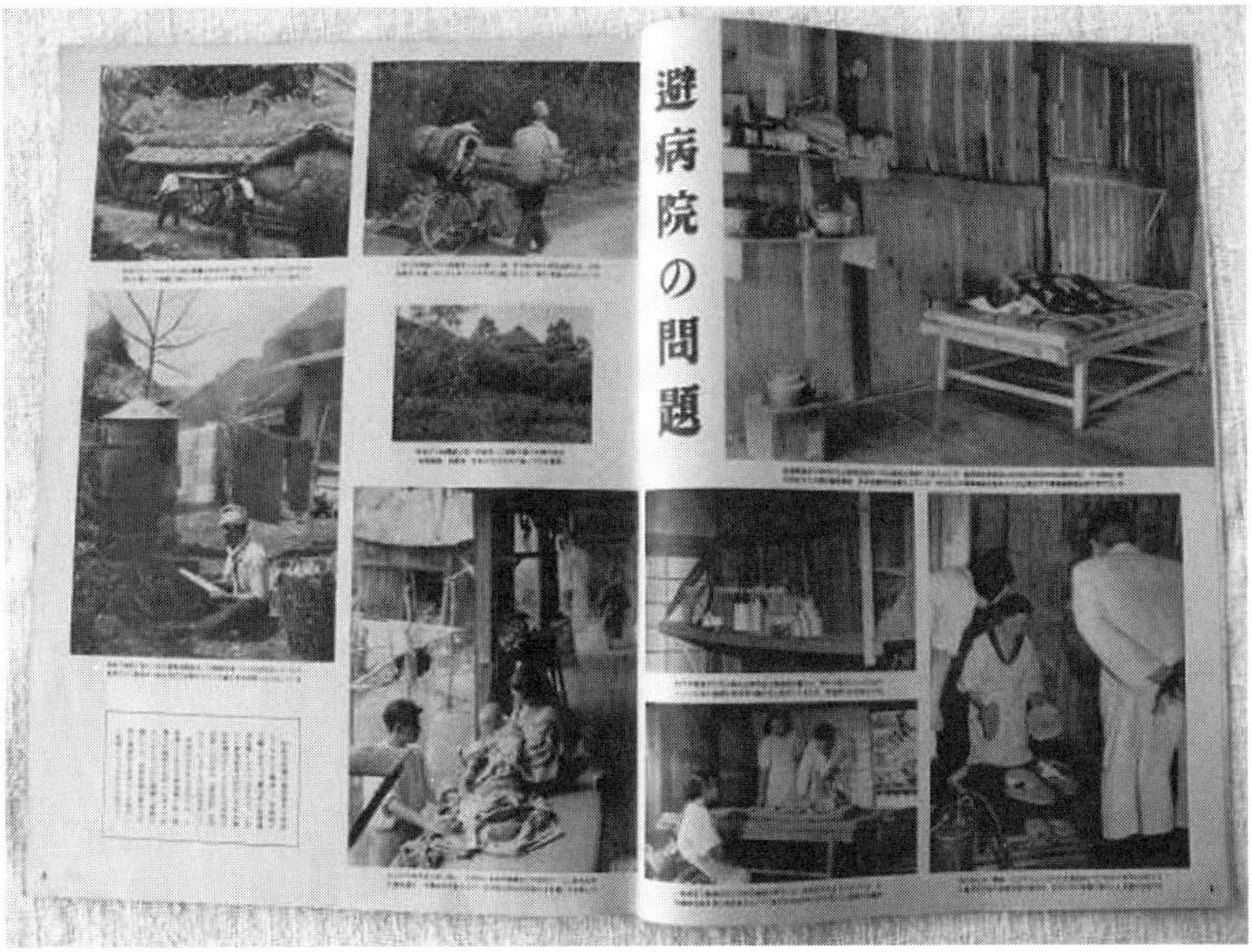

図32　「避病院の問題」
（出典：「アサヒグラフ」1949年10月5日号、朝日新聞社）

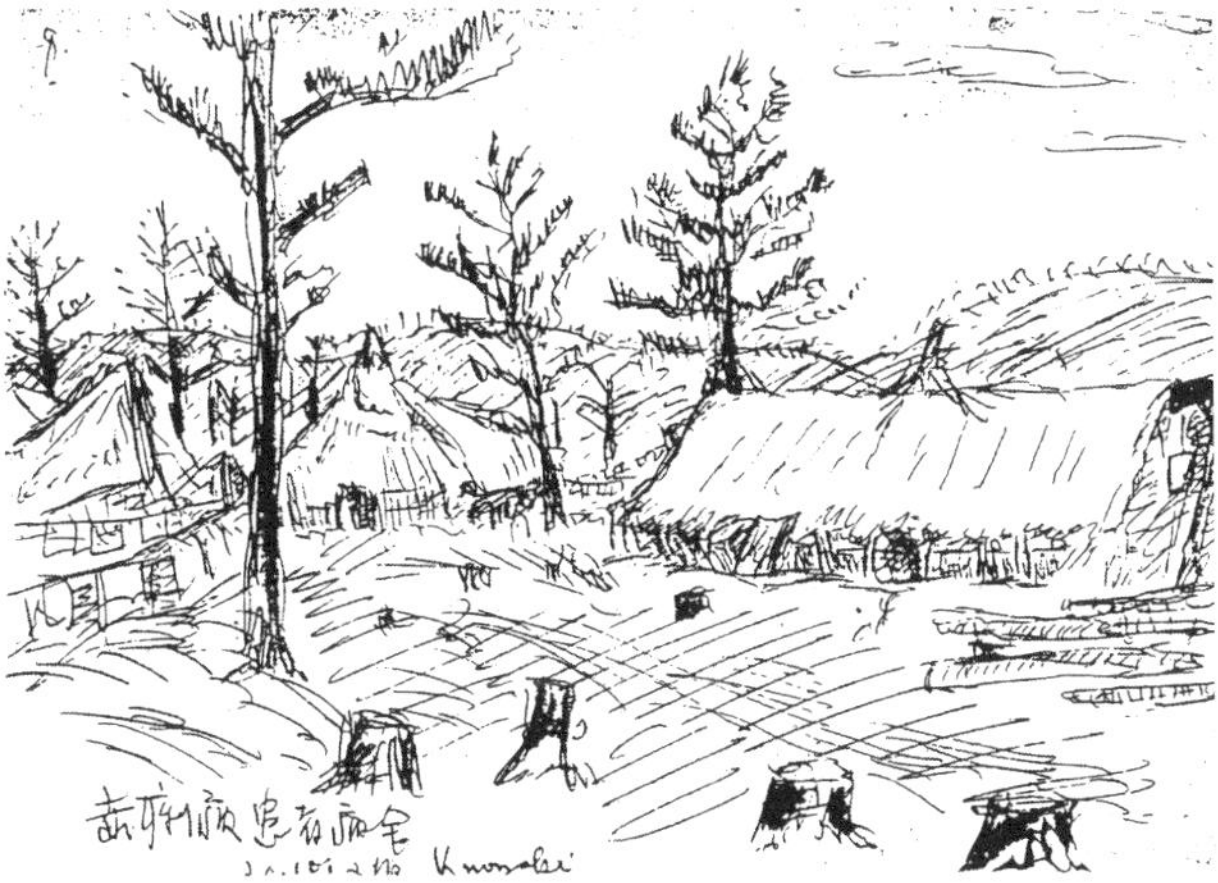

図33　避病院、赤痢患者病舎
（出典：野崎久一「避病院覚書」、南博／岡田靖雄／酒井シヅ編『近代庶民生活誌 病気・衛生』第20巻所収、三一書房、1995年、570ページ）

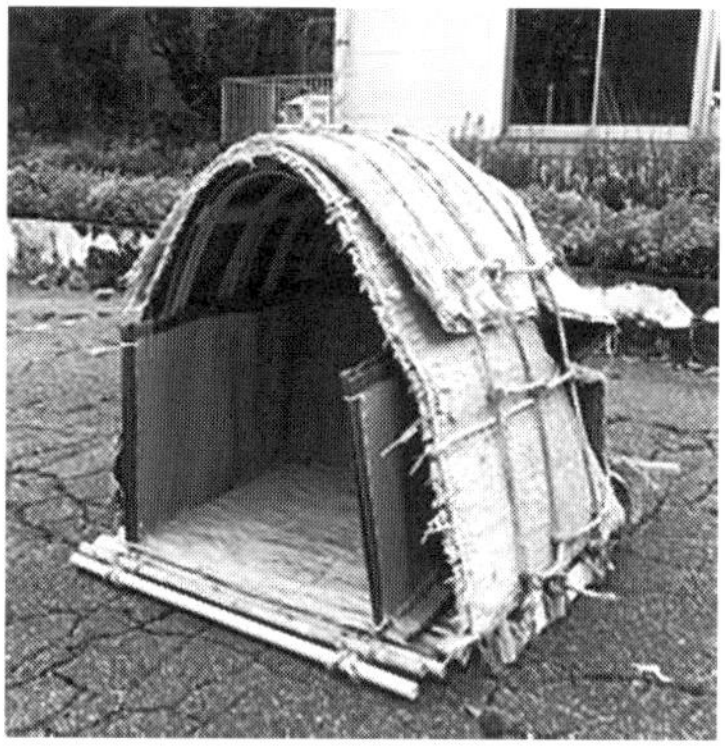

図34　ノマ（船上で寝泊まりなどする部屋）（出典：廣瀬直樹「氷見の漁業と船上用具――廃絶した船上用具「ノマ」の復元とその実際」「富山県博物館協会」〔http://museums.toyamaken.jp/documents/documents025/〕［2020年10月19日アクセス］）

みは頑丈にするために手が込んだ編み方で、船で寝泊まりする小屋などにも幅広く使われた（図34）。周囲は竹垣で囲われている。

なかにはランプ三つに、ストーブが一つある。ランプは患者が家から持ってきたり役場から持ってきたりする。一坪（三・三平方メートル）くらいのむしろや竹垣の仕切りがあり、病床が両側に並んで中央は土間で通路になっている。

病舎の支柱は、生えている松をそのまま利用していて、天井の高さは一・八メートルくらい、屋根の傾きは四五度、軒の高さは一・一四メートルである。雨漏りするが、患者ではない家族からはノマを借りることができなかった。

病床の前は松丸太の小さな窓などがある。小さいくぐり戸のような出入り口が二つある（図35・36）。病舎の出入り口には、クレゾール溶液が入った洗面器が置いてある。病舎の一部は炊事場で、火鉢に鉄ビンなどをかける五徳などの道具やコンロ、小枝、薪などがあり、小型の台所道具がひとそろい置いてある（図37）。松林なので井戸はなく、山からの清水で炊事全般をおこなった。

一家全員が感染症にかかると、老人から赤ん坊、イヌ、ネコまでが一緒に入院する。患者の食事は重湯や粥で、そこにネギ、大根、ニンジン、白菜などを入れる。重湯とは大量の水を加えて煮た粥の上澄みの液体である。

このように食生活は単調だが、近くの浜から魚を売りにくる中年の女性がいて、病舎の前は市場のような状態になって感謝の声が起こったとある。カレイ、小アジ、スズキなどを売っていたらしい。カレイは一貫《カン》匁《モンメ》十円、アジは百匁四十四、一貫匁六十五銭だった。

魚売りの女性の子ども二人発病して、この病院に来ていた。一人は一週間前に病院で亡くなり、もう一人はおばあさんと一緒に入院していた。この女性は丈夫で、なぜか感染しなかったようだ。魚を売りにきた理由は生活のためもあっただろうが、自分の子どもに食べさせたいという思いがあり、また自身もここの

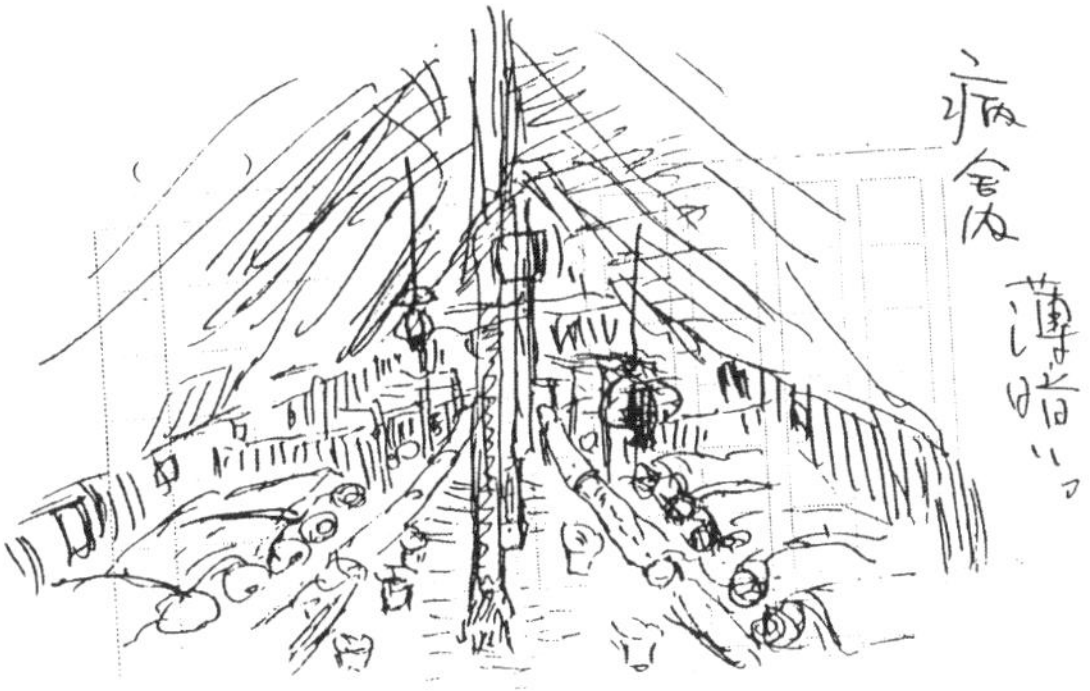
病舎
薄暗い

図35　病舎内
（出典：前掲「避病院覚書」571ページ）

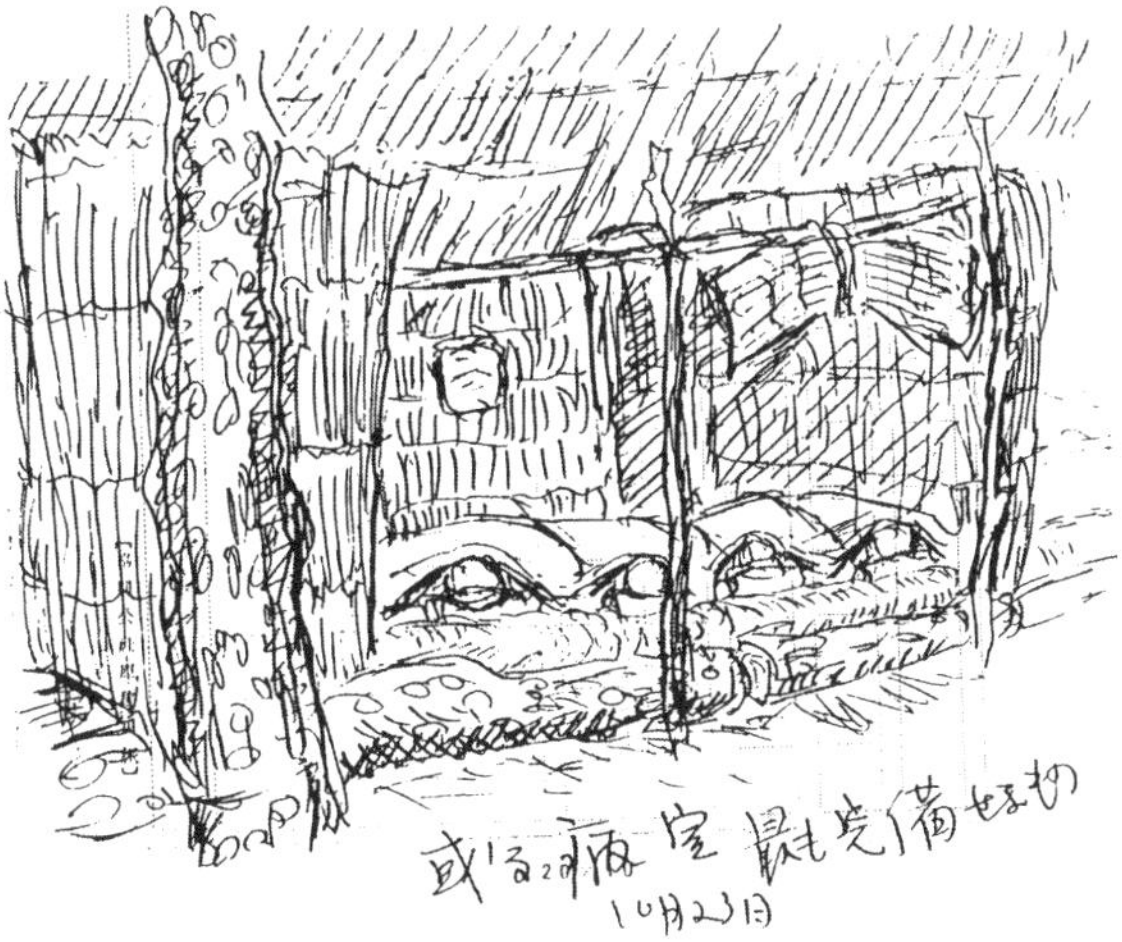
或る病室　最も完備せるもの
10月23日

図36　病舎内
（出典：同論考571ページ）

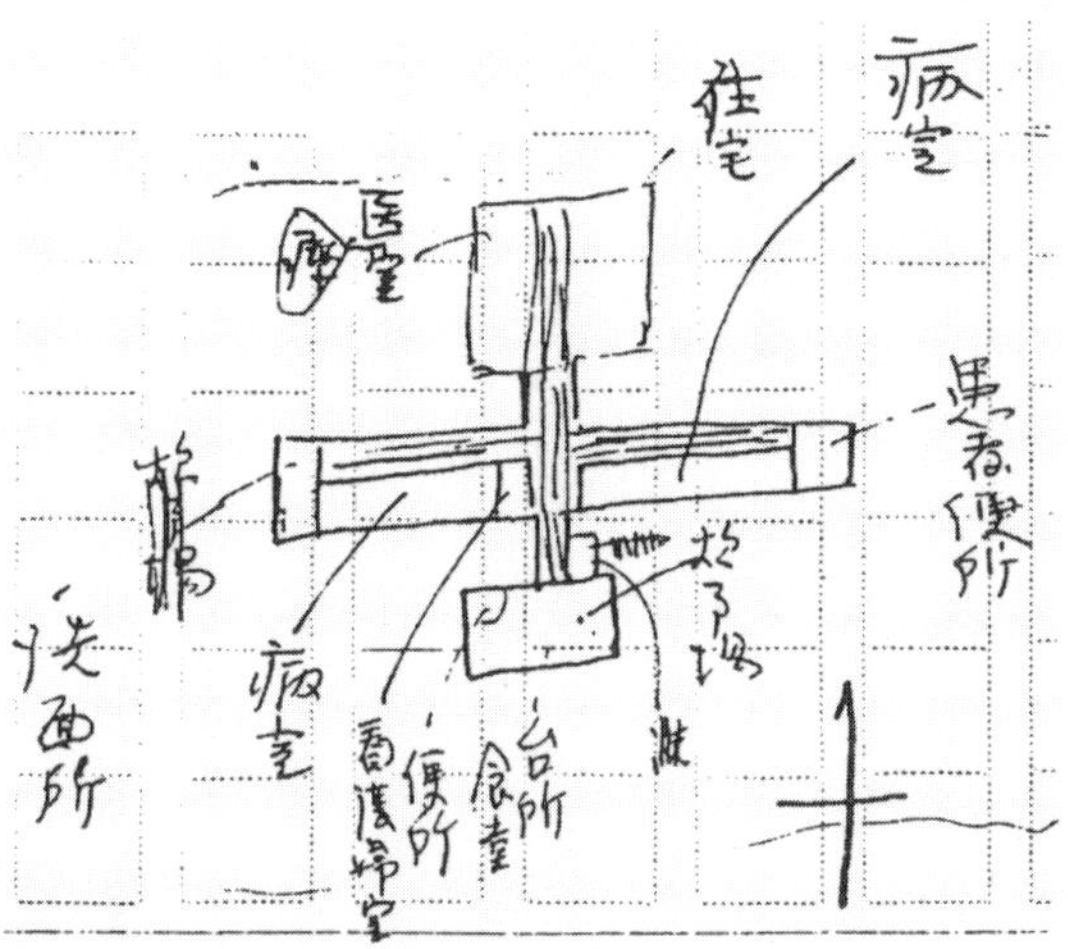

図37　病舎内の配置図
（出典：同論考579ページ）

人々と同じ感染症患者の家族だからである。野崎が「避病院覚書」で問題点として挙げているが、村のなかでの患者の家と非患者の家との対立が背景にあったようだ。彼女は亡くなった自分の子どもを火葬してくれた人や看護婦に、お礼として何匹かの魚を持ってきた。

　炊事は、軽症の患者の場合は付き添いの者に手伝ってもらう。炊事は野戦時のような態勢で、焚き火は各自でおこない、杉の枯れ枝や柏の葉などが豊かなので周囲の山から薪を拾ってくる。村と切り離された別世界だった。

「避病院覚書」は秋も終わり頃の記録なので、ノマ小屋では寒い。それを防ぐために、学校からストーブを持ってきて火を燃やすのである。軽症者はそれに手をかざしながら、一日中よもやま話をする。ときたまストーブの上で魚を焼く。患者同士の会話は単純なものばかりである。話題が病気に対する深い掘り下げや社会にまで拡大することはないが、それはこの生活があまりにも救いが少ないからだろう。

　その半面、病院内では仲間意識が生まれて共同作業は活発だった。軽症者としての気楽さと、出所の希望が人々の気持ちを温かくしていたからである。ただし、こうした軽症者は、彼らの盛んな精神的・肉体的欲望のために、利益を追い求める性格を表すことも多い。そのため、自治的な指導者を必要としたようだ。

重症患者の病棟では、炊事は外の別小屋でおこなう（図38）。病棟の横に狭い小屋を設置して、そこで付き添いの者が自分と患者の炊事をする。たいてい東向き・北向きに建てられていたが、病棟の入り口が南側なのでそれに対応して炊事小屋の入り口は北向きになった。大半が開けっぱなしなので風が吹き付けて、雨の日は雨漏りして作業するのは容易ではなかった。

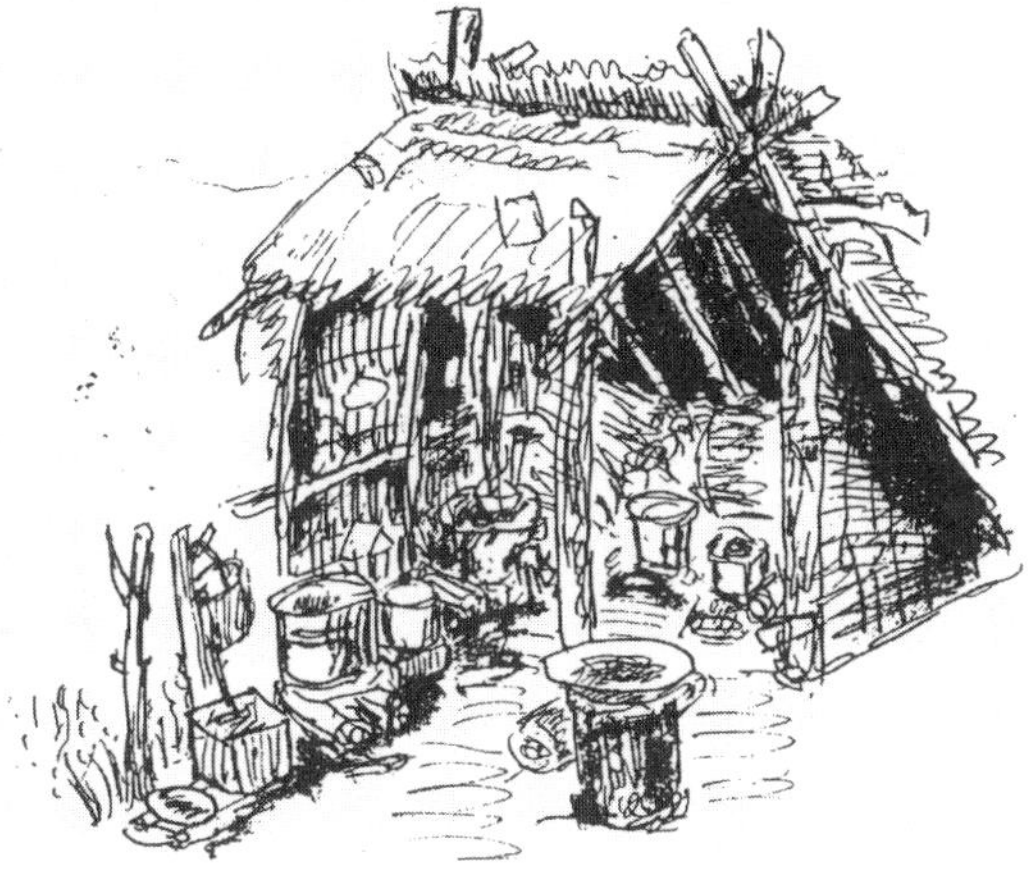

図38　重症者の炊事小屋
（出典：同論考574ページ）

付き添い人のなかには、何人かの男性もいた。敗戦直後なので戦地から帰ってきていない者も多く、成年男子の存在は目立った。炊事小屋の十八歳のある青年は祖父の看護をしていた。現在でいうと流動食にあたるのだろう、慣れない仕事だが彼は真剣にリンゴをすって祖父に与えて、祖父は快方に向かっていた。

病舎の他にテントがあり、そこは医師や看護師、役場の人々の休憩所であり詰め所である。なかには机が一つとイスが五、六脚ある。消毒器もあって消毒室も兼ねている。医療設備としては貧弱で、敗戦直後の資材不足のためだと思われるが、野崎は関係当局の誠意がないためだと記している（図39）。

医師は県から派遣され、避病院のなかを回診していた。医師が一人、看護婦が三人、役場の衛生係が一人という体制だった。病舎は軽症患者用と重症患者用の二つに分かれている。患者数は四十人で、付き添い人は百人あまりいる。病舎の西方は山で、その奥が亡くなった患者の火葬場になっていた。

村長や区長が避病院に来ると一時間くらいは滞在した。県の衛生技師や地方保健所医師、村の医師なども巡回していて、さらに新しい患者を探して村の家を戸別に訪問していた。

野崎は感染症をめぐる問題点を五つ挙げているので、以下に紹介しよう。

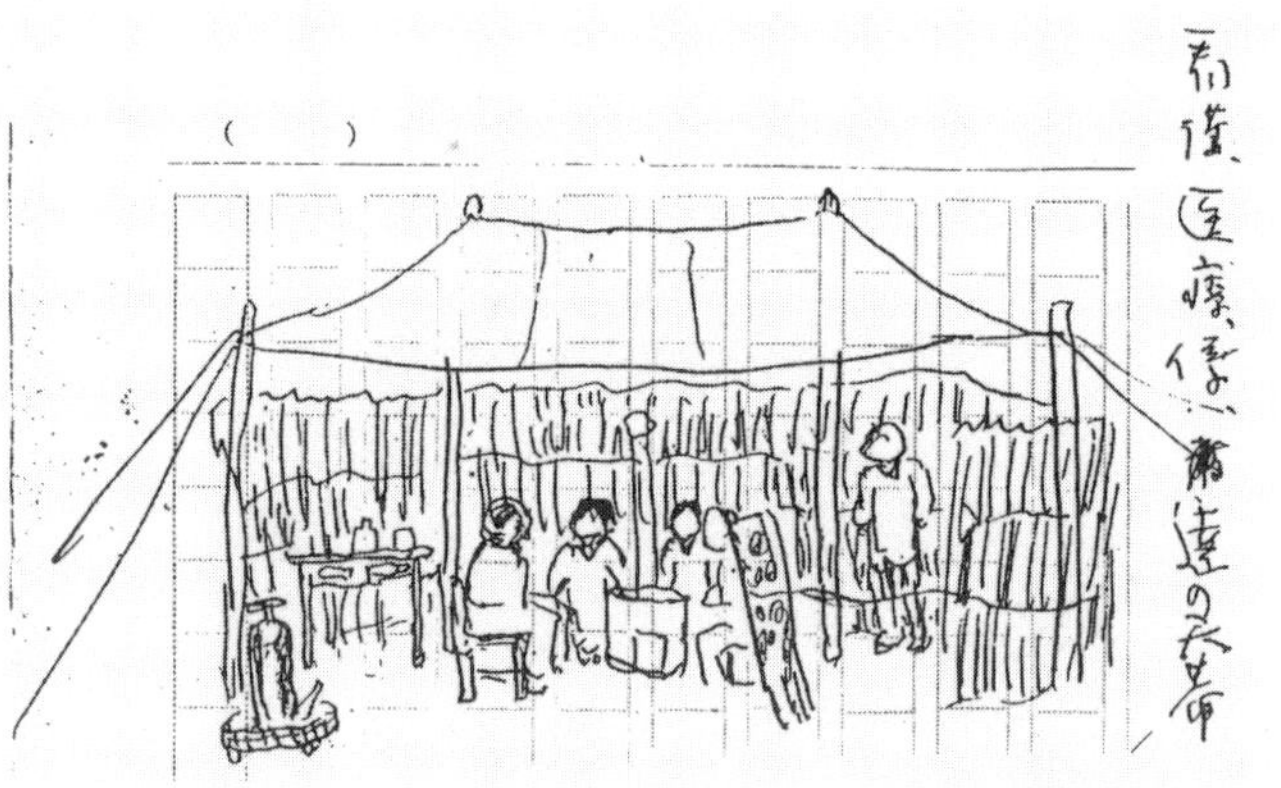

図39　医療者用テント
（出典：同論考576ページ）

一、患者の家と、非患者の家との対立。反目。患者の家を極度に恐れる。出入しない。

二、患者の家の人々は村人の眼を避けて朝夕小屋を尋《（ママ）》ねる。患者になるかならぬか、それによって全く一家の幸不幸が決定されるのである。

三、その中で、来るべき選挙投票者獲得の前哨として、村会議員が小屋を尋《（ママ）》ねて見舞をする。

四、医師の投薬注射は三日に一ぺん。それもブドウ糖の注射だけ。仕方なく附添人が浜辺からうすい石を拾い、火で焼いて布切れで包み、患者の腹に巻きつけて温めて治療する。

五、村から爪はじきされまいとして、病人をひたかくしにし、自分の家にかくすのである。それにつらなるいろいろの悲喜劇(2)。

また野崎は、その地方ではやった感染症よけのおまじないを記載している。

一、炭と、ナンバン（トウガラシ）と、にんにくでしめ縄をつくって門口にはる。
二、かねを叩きながら夜回る。
三、南瓜に鬼の顔を彫り、つのを（ナンバンで）つけ、ヒゲは馬のかみや人のかみをつけて、門口に棒でつきさしておく(3)。

亡くなる人は十数人いて、亡くなった人のために棺桶を背負ってくる人もいた。カラスがきて松の枝にとまり、鳴くとさみしい情景が書かれている。

山のなかで小一カ月の間に九人が焼かれたと野崎は記している。病棟から約三百メートル西北の山中の芝生には、焼いた跡の土盛りが五つくらいできていて、それは二人くらいずつ焼いた跡だった。土盛りの跡には土瓶、かたはだきの団子、線香、花、茶碗などが供えられた。また、草花の代わりに紅葉した山の枝葉も供えられたようだ。亡くなる人が他の患者に与える心理的影響は計り知れないものだったにちがいない。

野崎は火葬の描写も細かく記録しているのだが、ここでは略図以外は省略する（図40）。

ほぼ全快に近い軽症患者は、自炊して退院の日をのんびりと待った。夜間は自宅に帰って物資を運んでくるのを野崎はうらやましく思っていて、軽症患者にとって避病院はキャンプ場かもしれないという感想を述べている。そして、村の稲刈りに自分の退院を重ね合わせてみていたようだ。

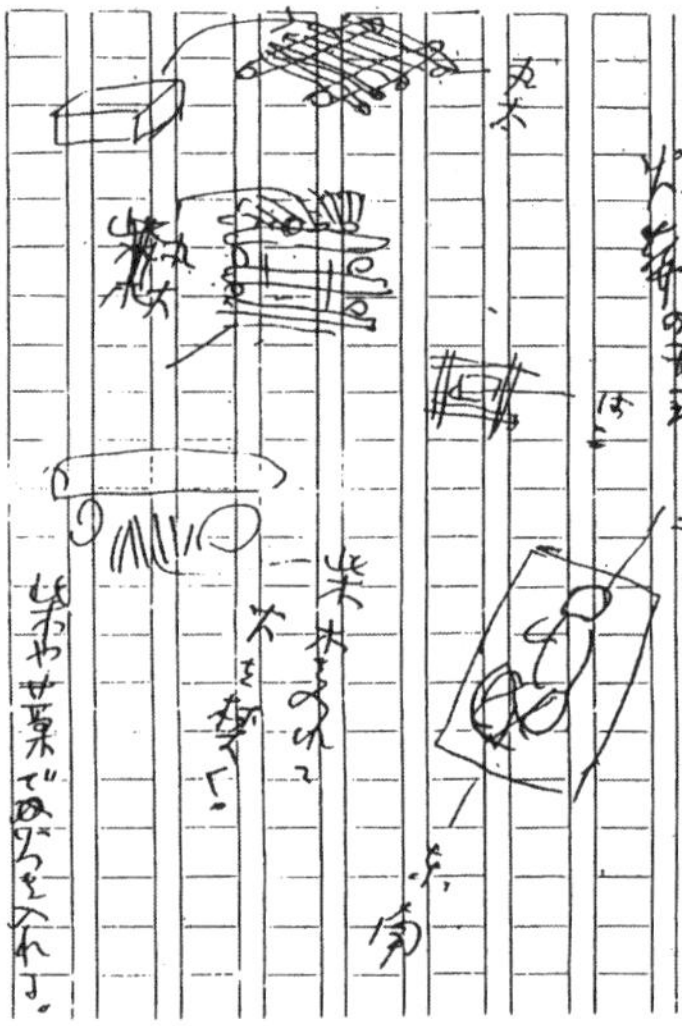

図40　火葬の仕方
(出典：同論考578ページ)

ちなみに、野崎は若く幸いにも軽症だった。近隣の町村共立の避病院「木造町ほか七ヶ村組合病院」の一室が空いたので、ノマ小屋の軽症者の一部がここに収容され、野崎もそこに移って治療を受けることができた。この病院については簡潔に紹介している。

環境　湿地帯にして敷地内に沼あり、衛生上甚だ悪し
建築　木造平屋建
設備状況　部屋数いろは順で、かの室まで十四室
飲料水　極めて悪し。
八畳間――美濃判〔三百ミリ×二百十ミリ：引用者注〕六枚入硝子戸二枚、南側外硝子二枚。
赤痢患者八名、附添七名、計十五名内幼児二名。
これらの人々が八畳間に起居してゐるのである。
医師巡回　一日へだて。
常在看護婦　一名。(4)

昭和二十年（一九四五年）十月車力村字富茆《とみやち》部落に赤痢集団発生し、富茆国民学校、四五日間、臨時休

校する。(5)

野崎は出版時に、地元に調査を依頼した。だが、残っているのはこの記録だけだった。五十年がたち、村の指導者や医療関係者も亡くなっていて、記録だけでなく記憶も何も得られなかったという。避病院跡にも家が多く建てられ、場所の確認もできなかったようだ。

高熱と死の恐怖の中にあって、悲惨な状況を後世に伝えたいという思いから、目に見えるもの、その奥にあるものを必死になって書き留めた。出所した時、原稿用紙をクレゾール溶液で消毒され、やっと持ち出すことができ、胸をなでおろしたことを今も思い出す。(6)

地元の調査を依頼した人の報告も載っているので、本章の最後にみてみよう。

当時教師だった人は、患者を収容した隔離病舎に見舞ったこともないし患者に接したこともなかった。教師の立場から、死亡者には教え子がいたことも知っていたが、赤痢だったので弔問することもできなかったようだ。

役場にも資料がないので、死亡者数もいまでは把握できない。敗戦直後で多くの男性が日本に戻っていなかったので、重要だという認識があまりなかったのかもしれない。また、当時の指導者で存命の方が少なく、資料が作れるほどの情報がなかったのだろう。また、当時、消防団幹部として隔離病舎の建設に参加した者や役場の衛生係に聞いても、隔離病舎に入居した者や自宅療養した者の数、入院を志望した者の数、避病院の設立と閉鎖の年月日は不明だったと野崎は述べている。

敗戦後、やっとの思いで帰ったふるさとで隔離されたトラウマからか、その後も、野崎は避病院周辺には行かなかったようだ。

野崎の記録から、感染症の専門病院である避病院の内部の様子をみることができた。感染症の患者の日常、食事、住環境、敗戦直後の医療体制などが具体的にわかり、貴重な資料だといえるだろう。

ここまでは国内の避病院について論じてきたが、次の章では海外の事例に目を向けることにする。

注

(1) 野崎久一「避病院覚書」、南博／岡田靖雄／酒井シヅ編『近代庶民生活誌 病気・衛生』第二十巻所収、三一書房、一九九五年

(2) 同論文五七二ページ

(3) 同論文五七二―五七三ページ

(4) 同論文五七八ページ

(5)「車力村史年表(AB版、三五〇ページ)」青森県西津軽郡車力村役場、一九八八年

(6) 前掲『近代庶民生活誌 病気・衛生』第二十巻、六〇九ページ

第5章　感染症をめぐる多文化間の問題点

1　プサン済生医院

本章では、戦前の朝鮮半島の避病院について資料からひもとき、日本国内との共通点や差異を論じる。また、本章の最終節では映画を素材にインドの事例も紹介して、社会的・文化的な背景が感染症対策に及ぼす影響を確認する。

さて、大邱（日本名はたいきゅう、現地名はテグ）は朝鮮半島の南部に位置していて、ソウルを東京、釜山（以下、プサンと表記）を大阪と考えると大邱は名古屋にあたる位置関係だ。新型コロナ最前線として、テレビで大邱の慶北大学病院（日本名はけいほく、現地名はキョンブク）が取り上げられていた。[1]日本のドキュメンタリーと異なり、カメラは病棟内部にまで入って最新鋭の機器をあますところなく映していた。医師、看護師、退院患者のインタビューから、国内向けの宣伝の意味もあるのだろう、新型コロナ患者が退院するときに「おめでとう」の垂れ幕を提げて手を振る病院スタッフまでも映し出していた。

この慶北大学病院（正式には慶北大学校付属病院）の成り立ちを追ってみよう[2]。

新潟県に生まれて京釜鉄道（京城とプサンを結ぶ幹線鉄道）の嘱託医として朝鮮半島に渡った藤縄文順は、大邱を深く愛し、この地での医療施設設置の必要性を強く感じていた。そして、東京同仁会に誘致運動をおこなって、一九〇七年、大口洞《テグドン》に同仁会医院が開院した。医学教育も付設して藤縄は副院長になったが、その後、病院のそばの大邱府幸町で開業した。

一九一〇年九月、総督府は民衆救済を目的に、朝鮮十三道[3]に官立慈恵医院の設立を決定した。同仁会は総督府に大邱や平壌、その他の地区の同仁会病院をすべて引き渡した。このときに、各院の名称が官立大邱慈恵医院になった。そして敗戦で日本が引き揚げたあとは、先の慶北大学校付属病院になったのである。『聖書』にあるように、種はまかれ大きく育ったのだ――。

日本が最初に海外に作った病院は、現・大韓民国のプサンにある済生医院だ。済生医院は日本人医師による、日本人居留民の診療を主目的にした病院だった。だがもう一つ大きな役目は、感染症対策にあった。済生医院自体については、拙著『日本の精神医療史』に詳しいが、いまこの書籍が品切れで入手しづらいこともあり、感染症を中心に論じた箇所を修正・要約して論じていこう。

江戸時代には朝鮮通信使が半島と江戸幕府の使者を務めたが、仲立ちをしたのは対馬藩だった。江戸時代を通じて、プサンには日本人居留地である草梁倭館があった。一六七八年、プサン広域市中区南浦洞の龍頭山公園一帯に設置され十万坪（三十三万平方メートル）の面積があったという。朝鮮側は日本とその場に限定した国交を望んでいて、そこには対馬藩の日本人医師がいた。一八七二年からプサンでは対馬藩の御雇医者・高田英策が治療を施していたが、増えつつあった日本人に対応するには人数が不十分だった。彼は西洋近代教育を受けていて、いまの韓国では朝鮮半島で西洋医術をおこなった最初の医師として認識されている。

プサン済生医院が設立された直接のきっかけは一八七六年、ソウルに派遣された宮本小一[4]外務大丞[5]がプサンに滞在していた際に病院設立の必要性を感じたからだ。病気やけがに悩まされる人を多く見かけたと、当時の記録に記してある。また、七六年に朝鮮修信使に同行してプサンに滞在中だった日本軍医も、病院設立の必要性があるという意見を日本政府に伝えた。朝鮮修信使とは、七六年から八三年（明治初期）にかけて、四回にわたって日本に派遣された朝鮮の外交使節である。

韓国側の文献によると、プサンに済生医院[6]が設立されたのは一八七七年二月十一日だった。いまの住所でプサン広域市中区東光洞二街九にあたる場所に官立済生医院が開設され、海軍軍医官・矢野義徹が院長に任命された。場所は「一代官屋」という屋号の家だった（図41）。

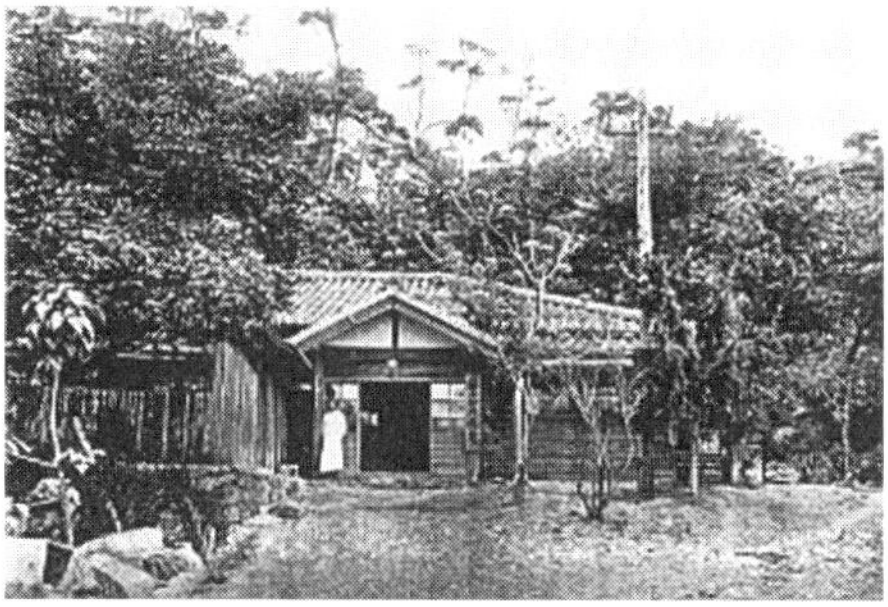

図41　済生医院
（出典：「釜山公立病院」〔http://busan.chu.jp/korea/old/fukei/naka/kfk/koritu-byoin.html〕［2020年10月19日アクセス］）

矢野が着任してから仮診療を始めた可能性もあり、開設は一八七八年九月という説もあって、段階的に施設が充実していったと考えられる。どの時点で済生院が成立したのかによって創立日は異なるが、済生医院は次のような経緯を経て、現在のプサン医療院[7]になっている。

一八七六年十一月　官立済生医院開業。
一八九四年十月　プサン公立病院に改称。
一九〇七年十二月　プサン居留民団病院に改称。
一九一四年四月　プサン府立病院に改称。
一九四七年七月　プサン私立病院に改称。
一九五一年六月　陸軍病院として使用（一九五〇年六月二十五日から五三年七月二十七日まで朝鮮戦争）。

一九八二年七月　地方公社プサン直轄市医療院として発足。
一九九五年三月　プサン広域市医療院に改称。
二〇〇一年十二月　現在の位置に移転(8)。

東アジアの大きな総合病院には、日本発祥のものが多い。プサン医療院の以前のウェブサイトには次のようにあった。

対馬に居住する日本人はプサンに診療を受けにきて、救急患者が出た場合にチャーター船でプサンまできたのは、対馬やプサンにいる高齢者はみな知っていることである(9)。

済生医院は当時の日本の基準に照らしても、一定の水準を満たす医療器具と薬品を具備したモデル病院だった。

医院規則
一、治療毎朝巳時為始。午後休閑。午半刻再開　至未半刻全閉
但自本月十一日。開院施行。毎七日。休業一日
二、薬売。毎一日。朝鮮人須納朝鮮銭三文至二十文之数。但人有貧富。其極貧而力不能猝弁者。
聴得銭之日納之。日本人。毎一日必可納金六銭以上
三、毎月十五日施種痘術。不要謝銀(10)

医院規則は漢文である。朝鮮半島では上流階級の間で漢文が広く使われていた。そのため、江戸時代の朝鮮通信使は文化人と筆談や漢文で交流できたのだ。

済生医院規則では地元の患者の薬の価格は一日三文から二十文で、日本人は日本円で六銭以上でそれより高く、現地対策がなされていた。もう一つの重要な点は、毎月十五日に無料で種痘《しゅとう》を接種したことだ。種痘は、現在は絶滅した天然痘の予防接種である。これは、日本国内への感染症対策を意味していたと考えることができる。

一八八〇年、龍頭山(11)の麓の弁天町、現在の光復洞《クァンボクトン》に医院を新築して移転した。その跡は、プサン商業会議所や三井物産プサン出張所、プサン消防組本部が使っていた。

医院規則にある種痘についてあらためて説明しよう。人類史上でもかなり強力な感染症を、人類は完全になくすことができた。それが天然痘である。天然痘ウイルス(12)を病原体とする感染症の一つで、人から人へしか感染しない。飛沫感染や接触感染で、七日間から十六日間の潜伏期間のあとに四〇度前後の高熱、頭痛、腰痛などの症状で発病する。その後、全身に膿疱《のうほう》を生じる。致死率が平均で約二〇パーセントから五〇パーセントと非常に高く、仮に治癒しても皮膚に小さなくぼみ、瘢痕《はんこん》を残す。いまは死語になった痘痕面《あばたづら》はこれを指している。

天然痘は人から人へしか感染しないので、人類は発病した人の周囲の人に根気よく予防接種をして根絶した。それに対して、インフルエンザのような他の感染症は、鳥やブタが介在するために絶滅させるのが難しい。筆者は一九七〇年代に東アジアの無医村に医療奉仕に行き、会場になった小学校で天然痘の治癒後と思われる痘痕面の女性を見たことがある。その女性は幼い子どもを連れていたので、それほど年は取っていない。もちろん、その村では天然痘は発生していないので、幼いときにかかったものと思われる。はじめて見るとかなりの衝撃だった。天然痘はその点からも恐れられていた。

天然痘は人から人へしか感染しないので、人類が成立してからあとにできたことになる。ウイルスがラクダから人へと入り、突然変異を起こして天然痘ウイルスができた可能性が指摘されている。ラクダや牛などにも似たような病気があるが、それに人が感染しても非常に軽い症状であり、免疫力は天然痘と同じである。そのため牛痘を人に接種する種痘法が確立された。日本は政府が一八七〇年に種痘の接種を義務づけ、やがて天然痘は駆逐されたのだ。

済生医院の存在は半島では知られていたようで、プサン済生院に池錫永《チソクヨン》が牛痘術を習うために訪ねてきた。感染症を抑え込むには、国際間の協力が重要である。その例としてこの池錫永を取り上げよう。彼は一八五五年五月十五日、ソウルで貴族階級である両班《ヤンバン》家の四男として生まれた。家は豊かではなかったので、父は彼を医師・朴永善のもとに送って漢学と医学を学ばせた。当時の半島では医師の社会的な身分は低かったのだ。

一八七六年、朝鮮修信使の随行員として日本を訪問した池錫永の師匠・朴永善は、東京順天堂医院の医師から種痘法を習って『種痘亀鑑』を持ち帰り、池錫永やその他の弟子たちはこれを見て学んだ。しかし、天然痘には種痘が効くと本で読んだだけでは、実際の治療は先に進まない。彼は、プサンに済生院という病院がありそこで種痘法が使われていると知って、二十日かけてソウルからプサンまで歩き、軍医に筆談で種痘法を学びたいと伝えた。

韓国内で鎮静化しないと、天然痘は日本に飛び火する。日本側も熱心に種痘法を教えて、二カ月後、彼は種痘を作り出すための痘苗と各種医学書を携えてソウルに戻った。一八七九年、天然痘で甥たちを失っていた池錫永は、妻の幼い弟に種痘を接種し成功した。彼は韓国人としては種痘法をはじめて実施したことで有名になった。

他方で、大きな問題を抱えていた。種痘を培養するための種痘苗が足りず、大量生産することができなかったのだ。ただ、日本が有利な点は自国に牛痘を作る場所があり、朝鮮半島は隣なのですぐに持ち込めたことだった。そのため、プサンで大量の接種が可能になった。

ヨーロッパからは免疫がない船員に種痘を日にちをずらして次から次へと移し、つまり軽い感染を起こさせながら、リレー式にもってきたという。一人だと長い船旅の途中、その個人に免疫ができて終わってしまう。もちろん途中で何らかのアクシデントがあれば、それで終わりである。

池錫永は一八八〇年、第二次朝鮮修信使として日本に渡り、種痘苗の製造技術を習得した。帰国後ソウルに種痘場を開いて、人々を啓蒙しながら医療活動を本格的に始めた。

メモ　種痘認許員免許

当時の感染症対策の一例を挙げる。「朝鮮総督府官報」第二百八号（一九一三年四月十四日）には「種痘認許員免許」とあり、免許を取った日付、登録番号、道名（日本でいう県名）、氏名が載っている。天然痘のワクチンとして種痘だけを打つ免許で、その特殊性から医師以外でも施行することができたようだ。載っているのは現地の男性がほとんどだが、日本人も何人かいる。ただ、日本人は全員女性名だ。日本人は制限して、現地の人々に優先的に免許を与える待遇をしたのかもしれない。

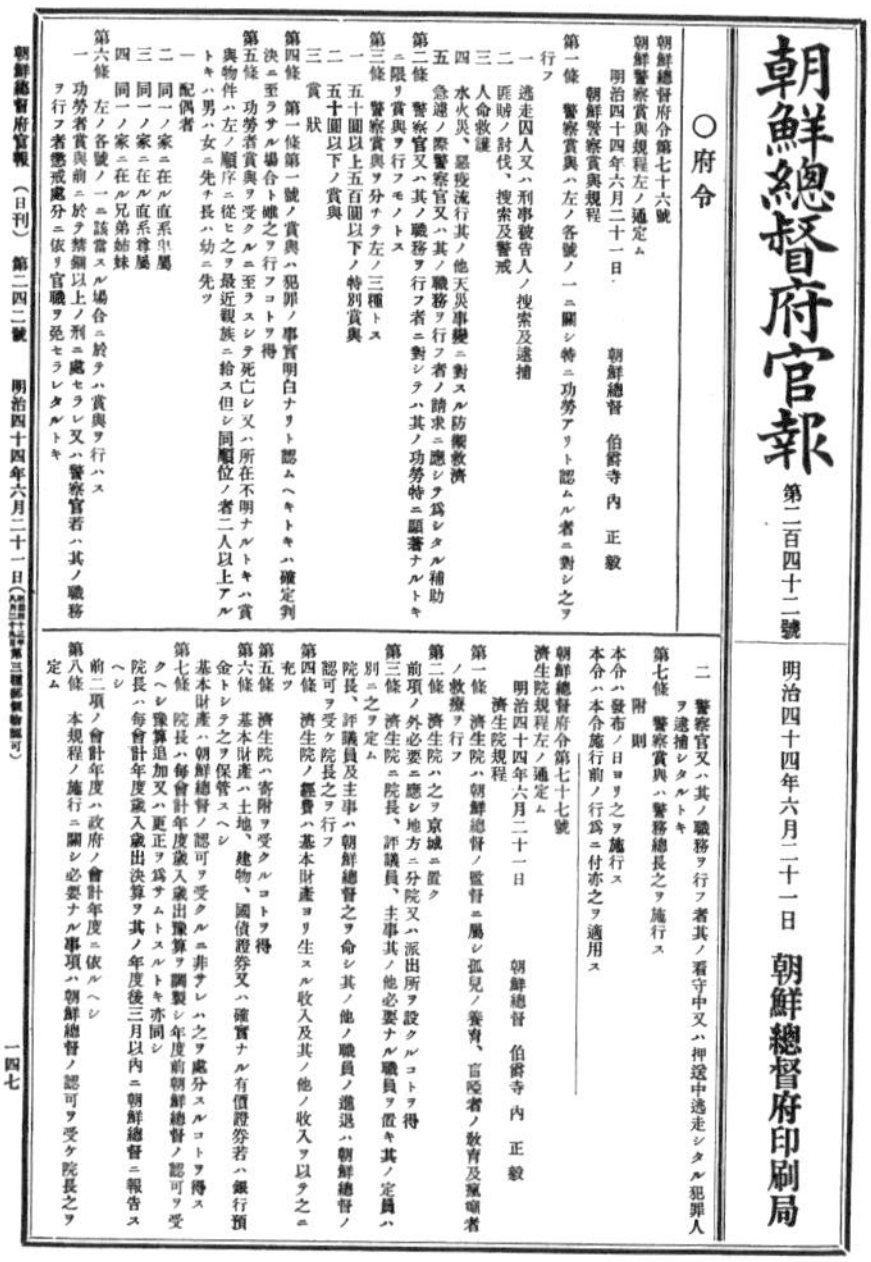
朝鮮總督府官報　第二百四十二號　明治四十四年六月二十一日　朝鮮總督府印刷局

○府令

朝鮮總督府令第七十六號
朝鮮警察賞與規程左ノ通定ム
明治四十四年六月二十一日　朝鮮總督　伯爵寺内正毅
朝鮮警察賞與規程
第一條　警察賞與ハ左ノ各號ノ一ニ關シ特ニ功勞アリト認ムル者ニ對シ之ヲ行フ
一　逃走囚人又ハ刑事被告人ノ捜索及逮捕
二　匪賊ノ討伐、捜索及警戒
三　人命救護
四　水火災、惡疫流行其ノ他天災事變ニ對スル防禦救濟
五　急遽ノ際警察官又ハ其ノ職務ヲ行フ者ノ請求ニ應シテ爲シタル補助
第二條　警察官又ハ其ノ職務ヲ行フ者ニ對シテハ其ノ功勞特ニ顯著ナルトキニ限リ賞與ヲ行フモノトス
第三條　警察賞與ヲ分チテ左ノ三種トス
一　五十圓以上五百圓以下ノ特別賞與
二　五十圓以下ノ賞與
三　賞狀
第四條　第一條第一號ノ賞與ハ犯罪ノ事實明白ナリト認ムヘキトキハ確定判決ニ至ラサル場合ト雖之ヲ行フコトヲ得
第五條　功勞者賞與ヲ受クルニ至ラスシテ死亡シ又ハ所在不明ナルトキハ賞與物件ハ左ノ順序ニ從ヒ之ヲ最近親族ニ給ス但シ同順位ノ者二人以上アルトキハ男ハ女ニ先チ長ハ幼ニ先ツ
一　配偶者
二　同一ノ家ニ在ル直系卑屬
三　同一ノ家ニ在ル直系尊屬
四　同一ノ家ニ在ル兄弟姉妹
第六條　左ノ各號ノ一ニ該當スル場合ニ於テハ賞與ヲ行ハス
一　功勞者賞與前ニ於テ禁錮以上ノ刑ニ處セラレ又ハ警察官若ハ其ノ職務ヲ行フ者懲戒處分ニ依リ官職ヲ免セラレタルトキ
二　警察官又ハ其ノ職務ヲ行フ者其ノ看守中又ハ押送中逃走シタル犯罪人ヲ逮捕シタルトキ
第七條　警察賞與ハ警務總長之ヲ施行ス
附　則
本令ハ發布ノ日ヨリ之ヲ施行ス
本令ハ本令施行前ノ行爲ニ付亦之ヲ適用ス

朝鮮總督府令第七十七號
濟生院規程左ノ通定ム
明治四十四年六月二十一日　朝鮮總督　伯爵寺内正毅
濟生院規程
第一條　濟生院ハ朝鮮總督ノ監督ニ屬シ孤兒ノ養育、盲啞者ノ敎育及瘋癲者ノ救療ヲ行フ
第二條　濟生院ハ之ヲ京城ニ置ク
前項ノ外必要ニ應シ地方ニ分院又ハ派出所ヲ設クルコトヲ得
第三條　濟生院ニ院長、評議員、主事其ノ他必要ナル職員ヲ置キ其ノ定員ハ別ニ之ヲ定ム
院長、評議員及主事ハ朝鮮總督之ヲ命シ其ノ他ノ職員ノ進退ハ朝鮮總督ノ認可ヲ受ケ院長之ヲ行フ
第四條　濟生院ノ經費ハ基本財產ヨリ生スル收入及其ノ他ノ收入ヲ以テ之ニ充ツ
第五條　濟生院ハ寄附ヲ受クルコトヲ得
第六條　基本財產ハ土地、建物、國債證券又ハ確實ナル有價證券若ハ銀行預金トシテ之ヲ保管スヘシ
第七條　基本財產ハ朝鮮總督ノ認可ヲ受クルニ非サレハ之ヲ處分スルコトヲ得ス
院長ハ毎會計年度歲入歲出豫算ヲ調製シ年度前朝鮮總督ノ認可ヲ受クヘシ豫算追加又ハ更正ヲ爲サムトスルトキ亦同シ
院長ハ毎會計年度歲入歲出決算ヲ其ノ年度後三月以内ニ朝鮮總督ニ報告スヘシ
前二項ノ會計年度ハ政府ノ會計年度ニ依ルヘシ
第八條　本規程ノ施行ニ關シ必要ナル事項ハ朝鮮總督ノ認可ヲ受ケ院長之ヲ定ム

朝鮮總督府官報（日刊）　第二四二號　明治四十四年六月二十一日　一四七

図42　ソウル済生院の規定
（出典：「朝鮮総督府官報」第242号、1911年6月21日）

2　朝鮮半島での防疫体制

感染症対策でも協力関係を築くことは難しい。半島では「朝鮮総督府官報」を発行して、法律などの周知・徹底を図った。図42はソウルの済生院の規定である。済生という言葉が当時はやったようで、済生院はプサンとは全く別の組織で病院ではなく、第一条に孤児や耳の不自由な人のためと明記してある。

このように日本はいろいろな福祉・防疫施策をおこなったが、それは大きな困難も伴った。その例として、半島での運動をここで取り上げて分析しよう。

国内での防疫体制も重要だが、大陸、その玄関にあたる朝鮮半島は日本にとって交通の出入り口になっていた。ここまで述べたように、当時の代表的な感染症はコレラだった。日本政府は、中国や朝鮮と隣接する地域で感染症が発生したというニュースを把握すると、港の検疫、人の流れの管理、医師の患者報告などで感染症の伝播を阻止しようとした。東アジアの防疫の一部を、日本が担っていたのだ（図43）。

コレラは世界で一九一九年には患者が一万七千人、死者が一万一千人に達した。それに続いて二〇年六月に日本でコレラ患者が発生すると、日本政府は国境と港に検疫所を設置して、発生地域からやってくる旅行客と船舶の検疫を実施した。

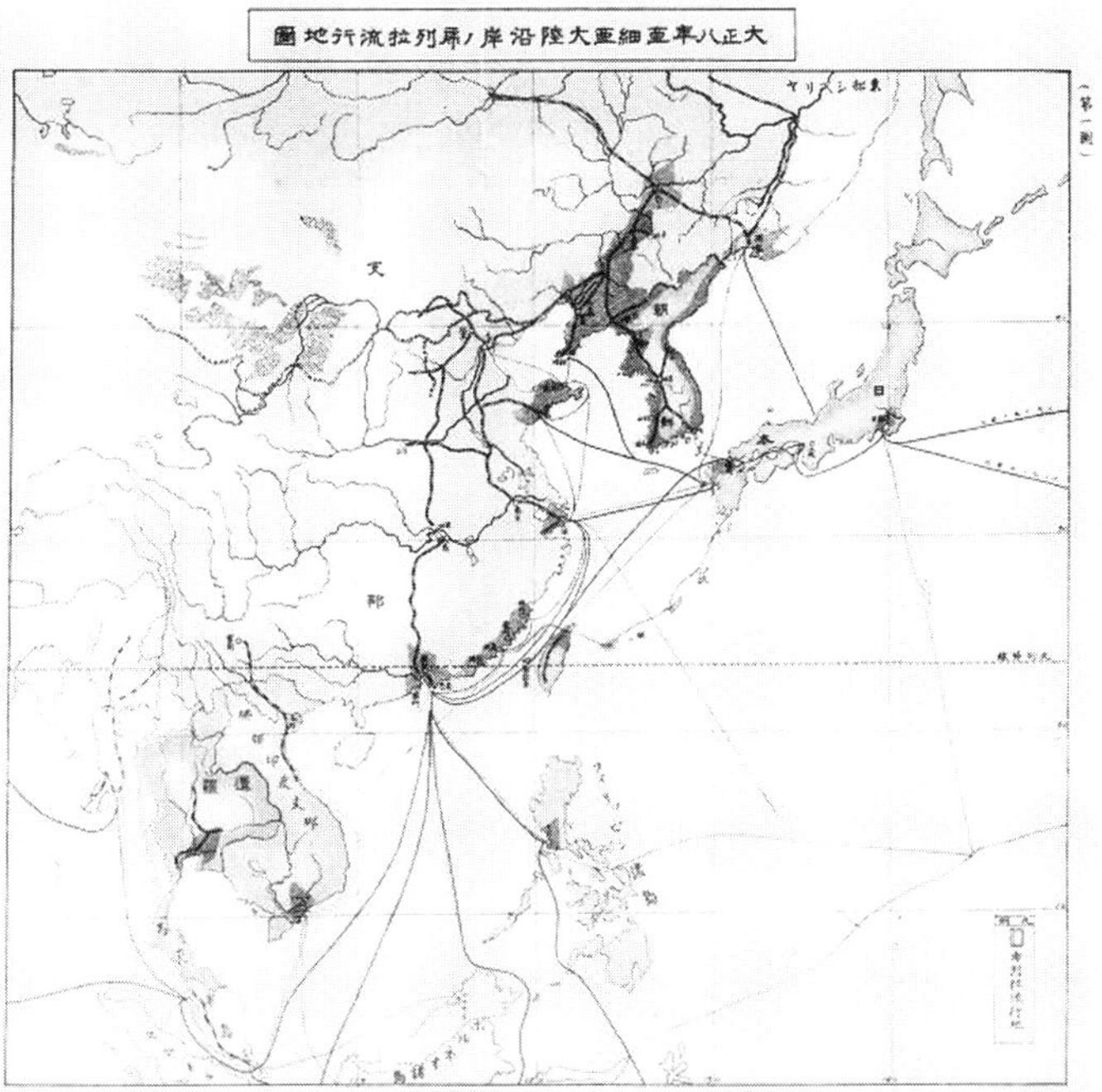

図43　東アジアのコレラ流行図（1919年）
（出典：朝鮮総督府編『虎列剌病防疫誌 大正八年』朝鮮総督府、1920年、8ページ）

加えて、衛生講演会の実施や衛生映画の上映などを通した衛生思想の普及、宿泊施設と飲食店に対する注意事項命令、予防注射の施行などに注力した。特に衛生思想の普及は、行政の役人たちがおこなう消毒、隔離、交通遮断、病源検索などの措置に否定的だった地元の人々を啓蒙するためのものだった。

感染症の予防に劣らず重要なのが治療だが、一九二〇年代初めの医療水準は感染症治療に大きな効果は出せず、克服を模索する時期だった。それでもいくつかの感染症に関しては、治療法が見いだされつつあった。例えば、日本の細菌学の父・北里柴三郎は、一八八五年にドイツのベルリン大学に留学した。ローベルト・コッホに師事して八九年に世界ではじめて破傷風菌純粋培養法に成功し、九〇年には破傷風菌抗毒素を発見した。血清療法という、菌体を少量ずつ動物に注射しながら血清中に抗体を生み出す手法を開発して、九〇年には血清療法をジフテリアに応用した。こうして破傷風とジフテリアは過去のものになった。

だが、残りの病気の大部分は対症療法を使ったり、自然治癒を期待したりするほかなかった。そのため、感染症にかかれば治療よりは隔離収容に主眼を置いて、感染症が広がることを防いだ。感染抑制の努力の陰で、隔離収容が優先されたことはコレラもやはり同じだった。

日本政府は、感染症患者を避病院に入院させるように規定した。一九二〇年にコレラが広がって患者数が増加して、コレラ患者を隔離治療できる医療機関が切実に必要になった。現在、私たちは日本の防疫というと長崎や神戸などを思い浮かべがちだが、当時は朝鮮半島も重要だったのである。

3　ソウルの避病院

ソウルの感染症病院[13]として、一九一一年に漢城衛生会（漢城はソウルの古い呼び名）の主導で建てられた順化院があった。これは日本によって建設された隔離するための施設、避病院である。つまり感染して発症した患者を隔離するための施設だ。避病院にはいろいろな種類があって、日本国内と同様に、プサン府立病院のように設備が充実したものから、ただ隔離するための小屋のような施設まで多岐にわたった。日本でもそうだが、半島でも身元不明の行き倒れ、正式には行路死亡者が多く、「朝鮮総督府官報」に掲載して親族を探すような時代だった（図44）。

順化院はいくつかの点で、地元ソウルの人々に適切な対処をすることができなかった。まず、順化院の収容定員が少なかった点を挙げることができる。定床は八十床だったが、例えば一九二〇年八月には一日に平均二十人の患者が入院した。病院の定床数が絶対的に不足していたのである。人手不足も加わり、順化院の狭い病室一室に六、七人入院していて、亡くなったあとに二、三時間そのまま放置されたこともあった。日本政府の不慣れな対応もこれに追い打ちをかけた。対応上の問題点を以下の三点にまとめることができる。

①順化院が提供する食べ物は日本式だった。いまでも納豆や梅干しが苦手な外国人は多い。ただでさえ食欲がない、嘔吐するなど消化器症状がある患者に、地元の人が食べたことがない食べ物が出されたので、食べられなかった。

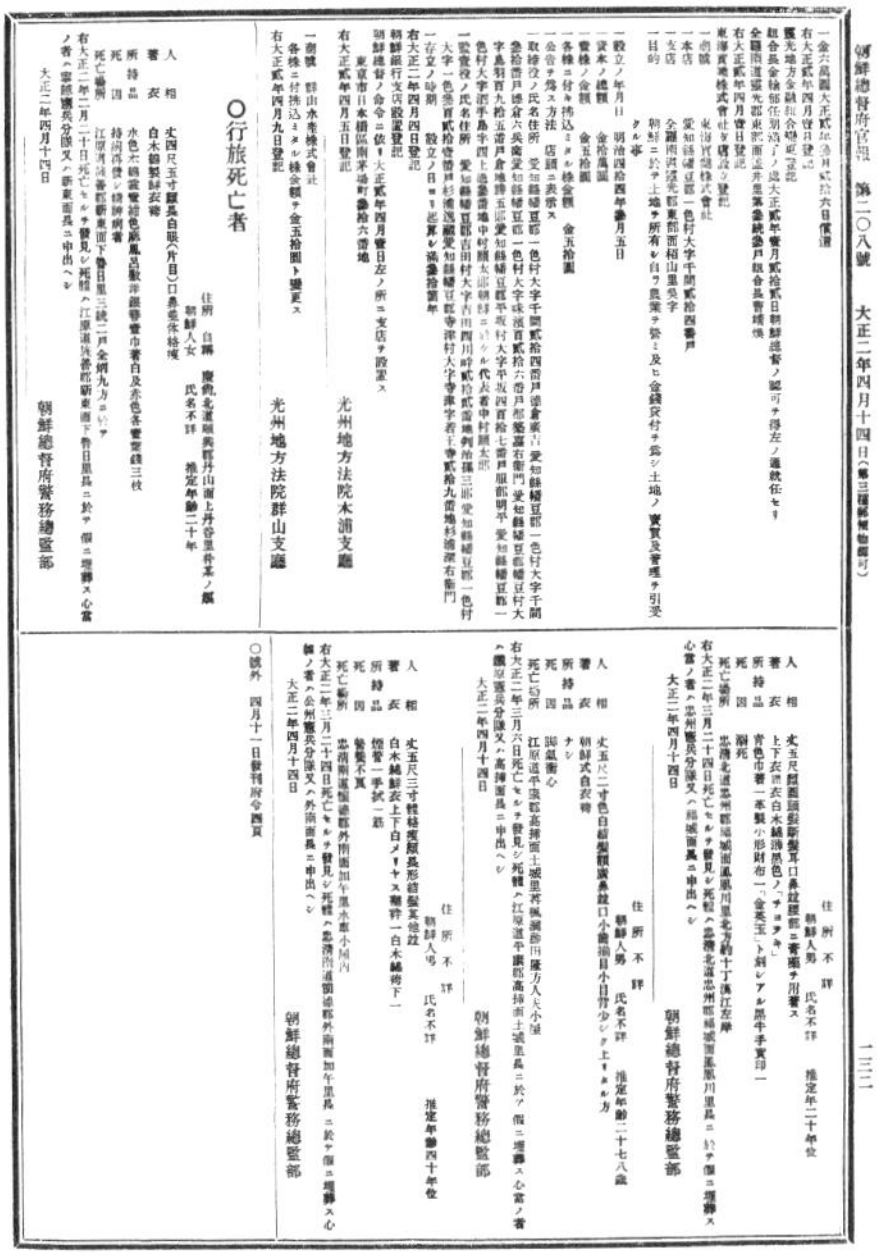
○行旅死亡者

図44　行路死亡者の報道
（出典：「朝鮮総督府官報」第208号〔1913年4月14日〕）

②西洋近代式の治療法が地元の人々にとってははじめてで、なじまなかった。その頃は、氷湿布や石炭酸消毒などの方法を使っていた。『青葡萄』や『避病院』にあったように、独特の臭いがあり、日本から急に持ち込まれた石炭酸に現地では戸惑いがあったようだ。

③特に問題だったのは、感染症患者に日本人の警察官が関与したことだ。警察官は国

内と同様の職務をおこなっていただけだが、地元の人々はその強制的な態度から順化院自体に反感をもつようになった。

従来の漢方療法や汗蒸幕（地元で五百年以上続く入浴治療法で、石のドーム状の高温サウナに麻布を被って入る）などの在来の民間療法を優先しながら、患者を家族で保護しようとした。コレラの問題点がここにある。脱水によって亡くなるため、介護が行き届いて患者本人の体力があれば短期間で回復する例もあるのだ。警察に連れていかれずに、家でこっそり治った例が少数でもあれば、それが吹聴されたこともあっただろう。

順化院に患者や保菌者を連れていくときに、警官は日本国内と同じように取り扱った。コレラ患者を見つけることを、犯人の捜索のように実行した。警察官も感染する可能性があり命がけだったし、言葉の問題などのコミュニケーションの障害もあったかもしれない。

半島は大陸とつながっている。図45の上の写真は感染が疑わしい旅行客の検便検査をして、結果が出るまで旅館などに留め置いた様子を示している。下の写真は検査風景である。国境をまたぐ当時の検査と治療はさまざまな面で多数の困難を伴っていたことがわかる。

先に挙げた三点以外に、順化院がソウルの中心地に近いことも悪印象の形成に拍車をかけたようだ。患者を運ぶ車は石炭酸の臭いをまき散らし、亡くなって順化院から出ていく死体を市民は間近に目撃した。そのため地元市民は、順化院は連れていかれると死ぬところだという認識をもった。日本は感染症の治療のアピールとして避病院を都市中心部に作ったのかもしれないが、少なくともこれは逆効果だった。

このような環境が地元でなじまず、順化院は感染症病院として適切に機能しにくかった。もちろん似た問題は日本国内でもあったが、コミュニケーション障害や民族的な違和感という問題がここでは加味された。

また、地元の人々は寒いのを特に嫌ったが、順化院ではオンドル部屋でなく板の間に患者を収容した。オンドルとは、朝鮮半島から中国の華北部、東北部にかけて存在する床下暖房である。家の土台を板石で作って、床下に空間を設ける。そこに台所調理の煙などを通して暖房するシステムで、下から部屋全体を暖める。そのため庶民の家の部屋は小さく作られ、室内全体を暖めるようにしていた。木造で部屋全体は寒いが、こたつのなかは暖かいという日本家屋とは発想が大きく異なっている。

半島では、トラはロバがいななく声を嫌うといわれていた。そこからコレラを漢字で虎列刺と表記するのだが、隣家にコレラ患者がいる場合、ひょうたんとひょうたんをこすり合わせてロバのいななく声のような音を出して防ごうとする習慣があった。その音に注意を払って、患者を早期に発見したという。(14)

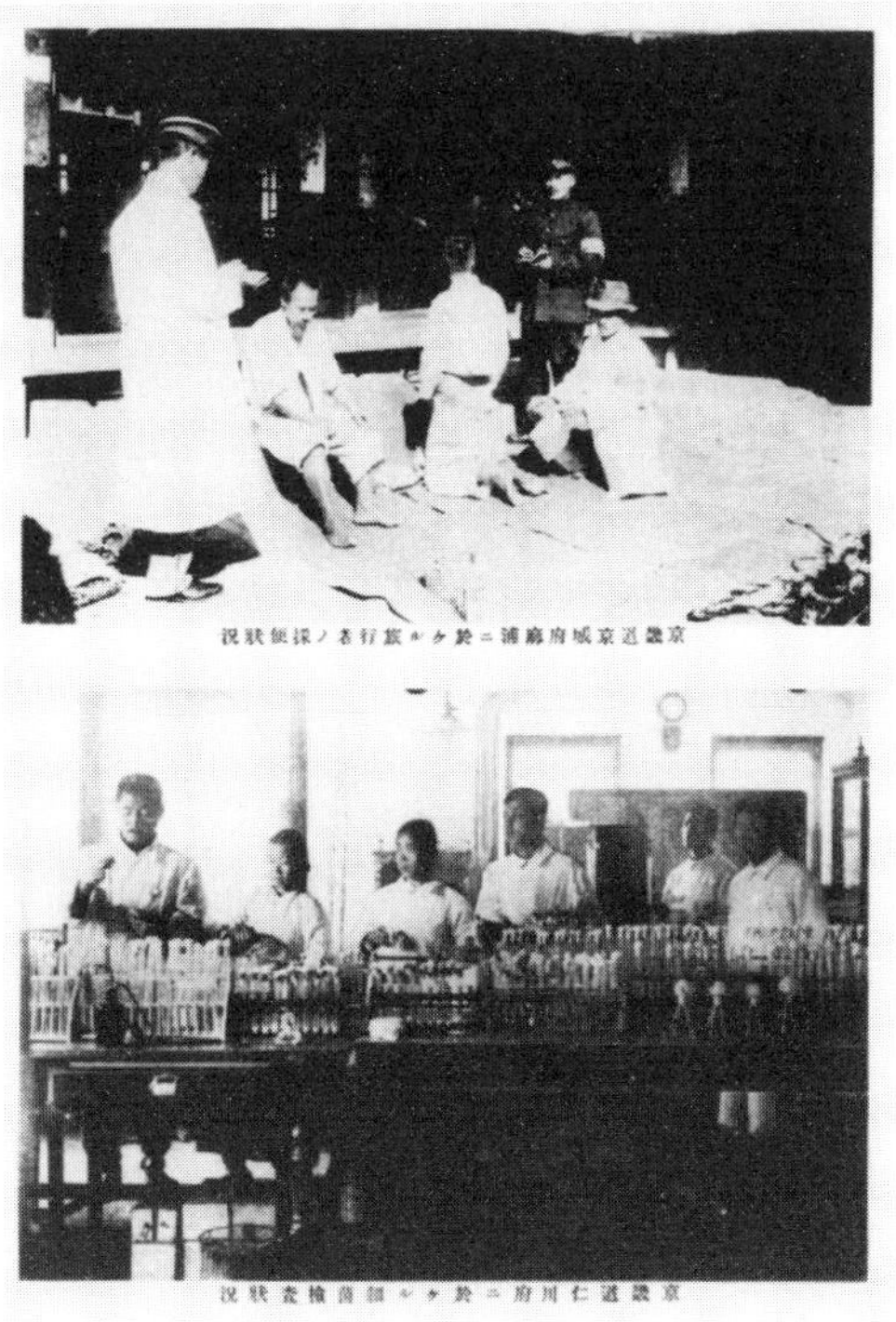
京畿道京城府麻浦ニ於ケル旅行者ノ採便状況
京畿道仁川府ニ於ケル細菌検査状況

図45　ソウルでの旅行者の採便検査状況
（出典：前掲『虎列刺病防疫誌 大正八年』口絵）

別の多文化の習慣の違いを挙げよう。韓国の食器は金属でフタがある密閉式である。昔の田舎の話だが、ご飯を炊いたあとにすぐ食器に入れてふたを閉め、薄い布団（床暖房だから薄いほうがいい）をかけて部屋の隅に置いておいたそうだ。日本では考えられないことだが、そうしておくとご飯がいつまでも温かい。食べる寸前に食卓に置くのである。器が金属製で重く温かいために、韓国の食器は手で持つことができない。

そのため置いて食べるのだが、口までの距離が長いのでこぼれやすい。だから、ご飯をさじですくい取るのだ。韓国ではご飯を箸で食べず、おかずを取るときだけに使う。韓国式の料理屋に箸とさじが置いてあるのはそのためで、スープの他にご飯をとるので西洋式と異なり、底が浅く広いさじになる。

ここまでの内容を踏まえて、コレラにかかった地元の人に思いをめぐらせてみよう。

例えば、あなたがコレラにかかって地元の避病院に入院するとする。家にいたら下痢と嘔吐が急に続いて、意識が朦朧として体に力が入らない。しばらくすると警察官がやってくる。言葉もよくわからず、相手も必死でまるで怒っているようだ。家族が自宅で面倒をみると言っているのに、無理やり車に乗せられ、家族の「連れていかないで」という声がやがて遠くに消える。

車は街の真ん中の変わった建物に向かっていく。友人が「あそこに入れられたら生きては帰れない」と言っていたところで不安が込み上げてくる。自分も死体を運び出すのを見たことがある。そのときの臭いと同じ、家にまいていた石炭酸というものらしい。

建物に入ると、暗いなかに何人もが寝かされ、自分と同じように吐いている。床は畳ではなく、生温かい土間に寝かされた。食事の時間だが、係の人が隅に置いてあった布団をまさぐっている。そこから金属製の器を出した。開けてみるとご飯だったが、おかずはいままで食べたことがないものばかりだ。不安を覚えるのももっともだろう。——多文化が交わると、ときに誤解も生じる。文献を読むときはそれを念頭に置いておくのが重要なようだ。

4　避病院の建設運動

一九一九年に続き二〇年に再びコレラが流行して、地元から順化院に対して抗議の声が上がった。地元の人々は、私立避病院の設立を主張し始めた。コレラに対して避病院が必要だということは誰もが認めていたが、わざわざ順化院とは別に設立する三つの理由を主張した。

第一に、地元の人々の手で建設して運営すれば、地元の人々が拒否感をもたない。医師や看護従事者など、ほとんどのスタッフが地元の人間であれば、患者との意思疎通が容易になる。治療も順化院とは異なって、地元の人々の心理状態を考慮して治療をすることができる。ここには、日本の警察が他のいろいろな仕事と同じように強制力をもって施行することへの抵抗が見て取れる。

第二に、私立避病院であれば患者の要求に応じて漢方薬と西洋薬を併用することもできる。私立避病院設立のための寄付金募集の広告にも「漢方薬でも治療できる」という文言が入るほど、漢方薬に対する地元の人々の要求は大きかった。当時の地元の人々は、コレラにかかると漢方薬局で症状を説明して薬を入手するのが一般的だった。「飲みなれた薬を」ということだ。いまでいう患者の選択権で、自分が納得する治療をしてほしいということだろう。心情的にもなかなか難しい問題だ。コレラに特別な治療法がない状況で漢方薬を飲まないで亡くなったとなれば、家族に悔いが残る。飲んで効果がなかったら仕方がないとあきらめがつく。精神的な要素が大きかったのだ。また、漢方を併用しようという主張は、日本が西洋の近代医療一辺倒だったことへの反発もあった。これは幕末から明治にかけての日本でも起きた問題だった。

第三に、病院の場所については、私立避病院を中心地から離れた場所に設置しようとした。入る患者と出ていく死亡者を市民が目撃しないようにして、精神的負担を軽減しようとしたのだ。新たに設立される避病院は、中心地から遠いところを選択しようという主張だった。

私立避病院の建設については、当時の社会の変化に対する恐れと反発が投影されていたと韓国の文献も分析している。短時間で意識を変えようとする日本の衛生概念を受け入れられなかったということだろう。日本は急速な西洋近代化を推し進めていて、急激な変化に対するとまどいから日本国内でもさまざまな問題が出ていた。

私立避病院設立の運動家たちは、日本の許可を受けることができるかどうかに関心を向けていた。日本政府は一九一九年四月の私立病院取締規則で、私立病院を建設するうえで守らなければならない条件を複数規定していて、朝鮮半島にもそれを公布した。特に、感染症病室を設置するためには、病院用ベッド、壁、浴室、炊事場、トイレ、下水管などの厳しい条件を満たす必要があった。

運動家たちは、新たに設立する避病院でも日本がおこなう防疫と同じように人命救助や患者の隔離を強調して、当時施行されていた日本の疫病対策に従おうとした。例えば、私立避病院でも順化院のように警官が出動して、外部との交通も取り締まり、消毒もおこなえるようにした。一方で医療の内容は、地元の医師の雇用、地元の人々への適切な治療法の施行、漢方薬の併用などで、地元の人々のための避病院設立という目的を貫徹させせようとした。

5　会の結成と京城府民病室の建設

一九二〇年の夏にコレラが流行すると、ソウルの住民は各町で自治の観点から防疫の仕事をする一方で、患者を収容する避病院建設を模索した。例えば、二〇年八月に八町の代表者たちは、コレラ患者を治療するための避病院設立計画書を京畿道に提出した。

避病院設立計画について、京畿道当局は避病院に完全な構造と十分な設備がない場合はむしろ危険であるという論理で設立申請を受け入れなかった。当局の反対を受けて、設立の運動家たちは保菌者だけを収容することを条件にあらためて申請した。設立の許可が下りて、孝子洞に避病院をすぐに作り始めた。

二百坪（六百六十平方メートル）あまりある李完用の孝子洞の自宅に増築して工事は進められ、一九二〇年九月四日に完成した。五十人の患者を収容することができる避病院が建設されたのである。避病院は男女病室、警察官の出張所、調剤室、診察室、男女浴室、給食室を置いて、警察署から寄付された予防注射薬と消毒器などの設備があった。

この避病院の特徴は、二人の西洋医と三人の漢方医がいて西洋薬と漢方薬を併用していたことにある。また、地元の患者には朝鮮の料理を提供して、精神的なケアにも注意するなど、地元住民中心の治療に重点を置いた。しかし、この避病院は保菌者だけに対応するという条件で設立許可を受けたため、患者の受け入れには限界があった。

孝子洞に避病院が設立されてから一カ月後の一九二〇年十月七日、ソウルに居住する三百人あまりが中央青年会館に集まった。ソウルの住民による私立病院設立を建設する会（以下、建設する会と略記）を結成したのである。寄付金のほとんどを、経済的に中流以下の人々が担った。

結成以来、数回の会議を開いていた建設する会は、寄付金募集の許可申請書を当局に提出して、一九二一年一月に許可が下りた。さまざまな新聞に二一年五月以降、寄付金納付の記事が継続的に掲載された。寄付金納付を促すさまざまな行事も開催され、寄付金も集まって、いくつかの病院建設計画が持ち上がったが、すべて失敗に終わった。理由は次の二つだった。

第一に、病院を設立しようとする敷地付近の住民の反対のためだ。これは現在にもつながる問題である。住民は、避病院の患者によって感染症にかかる可能性があると判断して避病院建設に反対した。

現地の同様の例は、一九二一年に東大門婦人病院で感染症病室を新設しようとして起きた。病院付近の住民が、民家の密集地に危険な病室を新設することは衛生上問題があると反対したのだ。住民の反対にぶつかった婦人病院の院長は、住民に重症の感染症は決して対応しないし、猩紅熱《しょうこうねつ》や麻疹などの軽い病気だけを収容するという約束をしなければならなかった。

第二に、私立避病院設立の運動家たちは、当初から財界人の援助が不可欠であることを強調していた。病院の設立に多大な費用がかかるためだ。だが現実は、一九二一年七月時点で中流以下の市民の寄付金が大部分で高額寄付は少なかった。建設する会は二一年十二月の寄付金募集締め切りを二二年六月まで延期したが、総額は目標の二十万円にはるかに及ばなかった。

結局、建設する会は一九二三年七月十八日の総会で集めた金をセブランス病院に提供して、病院に「京城府民病室」という名称の病室を新築することにした。セブランス病院は宣教医師のダグラス・B・エビスンが創始して、〇四年にアメリカの事業家ルース・H・セブランスが多額の寄付をしたのでその名がついた。

病院を統括していたエビスンのほうから、行き詰まった運動に助け船を出したのかもしれない。

セブランス病院との契約条件は、京城府民病室という病室を新築して普段は病院で通常どおり使用して、感染症が発生したときはソウル市民のために病室を使用するというものだった。特に、患者の希望に応じて漢方薬の服用ができるようにした。

一九二三年十二月十七日、建設する会はこれまで集めた寄付金をセブランス病院に渡した。二四年三月五日、京城府民病室の起工式がおこなわれたが、費用は建築費二万五千ウォン、備品費一万五千ウォン、合計四万ウォンで、建設には海外からの寄付も一万ウォン必要だった。収容患者数三十人以上の三階建ての建物が完成したのは二六年八月だった。

契約条件で漢方医の治療と漢方薬の服用を明記したが、セブランス病院が西洋医術を施行する主要機関だったこともあり、私立避病院の設立運動の主要な目標だった漢方併用が十分に満たされることはなかった。

これは、日本では知られていない運動である。死に至る急性感染症コレラでも、その対応でさまざまな問題が出ていた。感染症対策の隔離拘束にもこのように強い抵抗があったのだ。

建設する会の運動は失敗に終わったが、ここまでみてきた朝鮮半島の事例からは、日本の医療が果たした役割と感染症対策の難しさの両方が伝わってくる。隔離拘束についての考え方の違い、患者を見回る警察へのまなざし、病院を作る場所など、文化の差異で取り組むべき課題が異なることを、この事例は物語っているだろう。

6　インドの感染症対策

続いて、時代や地域は異なるが現在のインドの問題点を提示する。映画を素材に紹介するが、社会的・文化的な背景の違いが感染病対策にも反映されることをここでも見て取ることができる。また、日本を取り巻く環境や対策と比較するのに重要な視点を示してくれるだろう。

二〇二〇年八月上旬以降、インドは新型コロナの新規感染者数が世界最多を記録し続けた。多民族・多言語・多宗教の国にはそれぞれに固有の問題がある。二〇二〇年十月に日本で公開されたインド映画『ウイルス』[15]（二〇一九年、マラヤーラム語）が感染症対策の問題点を提示しているので紹介する。

インド全体の主要な公用語はヒンディー語と英語だが、この映画作品のマラヤーラム語はインド憲法公認の二十二の公用語のうちの一つで、話者は約三千五百七十万人である。独自の文字があり、例えば「マラヤーラム語」を表記すると「മലയാളം」で読みは「malayāḷam」である。映画のなかでもこの文字があちこちで踊っていた。インドの南端のケーララ州などで話され、そこは昔から香辛料貿易の中心地だった。

この作品は次の事件を映画化したもので、ニパウイルス感染症の原因究明と感染拡大防止に努めた対策本部と、治療に当たった医療従事者らを描く群像ドラマだ。

> 二〇一八年、インド、ケララ州にて、五月二十二日までにニパウイルスにより五人が死亡。看護婦など感染が疑われる死亡者を含めると十二名。州衛生当局者は（略）「このうち一人が家の敷地にある

古い井戸を掃除していて、感染源とみられるコウモリと接触した」と説明。(16)

ニパウイルス感染症は、もともとは一九九七年から九九年にかけてマレーシアで三回の原因不明の脳炎の流行が確認され、症状は蚊が媒介する日本脳炎と似ていたが、蚊の介在はなくブタに直接接触した人だけが感染した。日本脳炎ワクチン接種者にも感染者が出て、新種のウイルスによる感染症であることが確認された。自然界の宿主はコウモリと推測され、ブタを媒介として人に飛沫感染すると考えられている。ブタでは呼吸器症状、人間では脳炎を主徴とし、致死率は五〇パーセントに達するが幸いなことに感染力は弱い。ニパウイルスは新型コロナといろいろな点で異なるが、その対策の過程でのさまざまな問題点が共通している。

映画は原因不明の高熱と嘔吐で病院に運び込まれた男性が、ほどなく亡くなるところから始まる。アジアの映画は情感が豊かで、ウイルス感染がテーマのアメリカ映画だと巨大都市がパニック状態になるものが多いが、こちらは静かに話が進んでいく。病院を中心に異なる宗教の患者に感染症が広がっていくと、登場人物が突然叫ぶ。「これはある宗教をターゲットにした生物テロではない」

感染者が増えたという不安のなかで、何かほっとした表情が人々に浮かぶ。世界には、こういったことにも気を配らなくてはいけない国が多数ある。インドの主な宗教はヒンズー教だが、他にも多数の宗教が併存する。古くから貿易の中継点として重要だったケラーラ州はイスラム教徒も多いようだ。実際、ケラーラ州の観光ウェブサイト(17)には「ケラーラ州のイスラム踊り」というページがある。喜望峰を回ってヨーロッパから白人が押し寄せるまで、インド洋はイスラム商人が握っていた。ウェブサイトにはさらに次のようにある。「教育の分野でもケラーラ人はユニークな位置を占める。女性識字率は全アジアでいちばん高い」（これは「インドとその周辺国」の誤りだろう）。

本筋から少し離れるが、多くの国での古い体質と習慣という問題を浮かび上がらせ、感染症対策の足かせにもなると思われるので少しふれておこう。

同じインド映画『ビギル　勝利のホイッスル』[18]（二〇一九年、タミル語）では、主人公が花形サッカー選手だが、やくざの息子だったがために スポーツ界から追われる。しかし、友人の代わりに女子サッカー州代表チームの監督になり、全国大会に進出するという内容だ。チーム強化のために一度辞めた女子選手を説得して再起させる。その理由が、一人は家庭に入って家族から家事に専念するように強いられたことだった。もう一人は、男を振ったために顔に劇薬を投げつけられ閉じこもりになったというものだ。

主人公たちが「抑え込まれた女性よ、いまこそ立て」という内容の歌を唐突に歌い始めてインド映画お約束の集団ダンスになるが、「女性の解放」が映画のテーマの一つになっている。

さて、『ウイルス』には習慣や宗教などの問題点がいくつも出てくる。日本の避病院は火葬場が隣接しているケースが多かったが、インド州当局でも感染で亡くなった人をすぐに火葬するように指示を出す。ヒンドゥー教は火葬が一般的で問題はないが、イスラム教信者、ムスリムにとって墓地は安住の地であり例外なく土葬である。イラクで新型コロナが流行したときに、ニュースで亡くなった方が次々と土葬にされる映像が流れた。

映画のなかでも、「私たちは火葬にすることはできません」という家族と対話する場面がある。そのときに対策本部スタッフが、土を深く掘って埋めた例があるというアイデアを出す。実際、深い穴を掘って消毒し、そこに遺体を運んで下すシーンもあった。筆者はボーイスカウトで地面を掘ったことがあるが、二メートル前後の穴を掘るのは大変な労力だ。

また、火葬にするために遺体を運ぶ車が、噂を聞き付けた村人によって道をふさがれるシーンもある。

「感染症患者にうちの村の火葬場は使わせない」というわけだ。車はあちらこちらを走りながら、どこにも行けずにとうとう立ち往生するが、助手席の男が名案を出す。「こんなときに使うサービスがあるじゃないか」

次の場面で「寺院付属」という札を縫い付けた制服の人々が登場する。出張してきて野焼きの準備をするのである。さすが大国インドで、このようなサービスをする組織があるようだ。こう書くと奇異に感じる人がいるかもしれないが、第4章「野崎久一『避病院覚書』から読む赤痢の経験」で紹介した『避病院覚書』でも同様の火葬の場面がある。また、ガンジス河の火葬を船から眺めた人も多いのではないだろうか。

本作品を見た病院勤務者としてのいちばんの感想は、日本の病院システムは整っているということだ。『ウイルス』は救急車が頻回にくる大学附属病院が舞台になっているが、建物の設備を含む医療全体の平均的な水準にかなり差がある。作中で入院患者が次々に発病するので、主人公たちは感染症ルートを調査する。混み合った通路の両側の狭い病院待合室、間隔を詰めて密集してベッドが置かれた病室などが映し出される。

再び日本で上映される機会もないようなので、ストーリーを紹介しよう。この作品は、推理小説仕立てになっている。病院外来待合室、病室、コウモリが飛び立つ古い井戸も出てくる。感染ルートはある程度まで推測できるのだが、全体をつなぐ糸が見えてこない――。最初の発病者が偽札グループに入っていて、救急車を使って偽札を運んでいた。道端の弱ったフルーツコウモリを助けたために感染して、直後に救急車内の布に手をこすりつけ、そこから感染が広がったというのが結末だった。ときどき公用語である英語が出てきて「ジャパニーズ」という単語が聞き取れたが、鑑別診断として日本脳炎（Japanese encephalitis）をあげていたようだ。

感染症対策の問題点は日本と共通点があるだろう。それと同時に、国ごと・地域ごとで感染症関連で表出する問題が異なる点があることも見て取れる。筆者からすると、世界全体の医療の質が均一だと思い込んでいる人が多いように感じるがそうではないし、感染症対策にはこのような個々の社会的・文化的な背景があることを忘れてはならない。

注

(1)「新型コロナ抑止の最善線、韓国テグからの報告」『BS世界のドキュメンタリー』BS1、二〇二〇年六月八日、二十一時―二十一時四十六分放送

(2)金川英雄『日本の精神医療史――明治から昭和初期まで』(青弓社、二〇一二年)の一三二―一三四ページに詳しい。

(3)朝鮮十三道：道は日本では県にあたる。

(4)宮本小一：一八三六年四月十五日生まれ、一九一六年十月十六日没。名はこいち。静岡県出身。一八七六年には黒田清隆全権に随行し、日朝修好条規の締結に携わった。

(5)大丞：明治初期の官職名の一つ、省内のナンバー四にあたる。

(6)済生医院：「官立済生医院2」(http://busan.chu.jp/korea/old/fukei/naka/kfk/saisei-byoin.html)［二〇二〇年九月二十八日アクセス］

(7)プサン医療院：プサン広域市蓮堤区ワールドカップ大路三五九

(8)現在の位置に移転：「釜山医療院」「Wikipedia」(https://ja.wikipedia.org/wiki/%E9%87%9C%E5%B1%B1%E5%8C%BB%E7%99%82%E9%99%A2)［二〇二〇年七月二十四日アクセス］

(9)「プサン医療院」ウェブサイト(https://www.busanmc.or.kr/busanmc/)［二〇二〇年九月二十八日アクセス］

(10)同ウェブサイト［二〇二〇年九月二十八日アクセス］

（11）龍頭山：山上に龍頭山神社がある。対馬の宗氏が祠を設けて航海の安全を祈願したことから始まった。
（12）天然痘ウイルス：ポックスウイルス科オルソポックスウイルス属のＤＮＡウイルス。
（13）ソウルの避病院：この項は次の論文を参考にした。朴潤栽／申東煥「日本統治下の私立避病院設立運動の研究」「Korean J M ed Hist」第七巻第一号、大韓医史学会、一九九八年
（14）金穎穂「植民地挑戦におけるコレラの大流行と防疫対策の変化――1919年と1920年の流行を中心に」「アジア地域文化研究」第八号、東京大学大学院総合文化研究科・教養学部アジア地域文化研究会、二〇一二年
（15）インド映画『ウイルス』：二〇二〇年十月十五日、新宿ピカデリーで視聴。原題：Virus、監督：アーシク・アブ、出演：レーヴァティ、パールヴァティ、クンチャーコー・ボーバンほか。
（16）接触したと説明：「ニパウイルス感染症」「Wikipedia」（https://ja.wikipedia.org/wiki/%E3%83%8B%E3%83%91%E3%82%A6%E3%82%A4%E3%83%AB%E3%82%B9%E6%84%9F%E6%9F%93%E7%97%87）［二〇二〇年十月二十日アクセス］
（17）ケララ州の観光ウェブサイト：「keralatourism」（https://www.keralatourism.org/japanese/index.php）［二〇二〇年十月二十日アクセス］
（18）『ビギル　勝利のホイッスル』：二〇二〇年十月十三日、新宿ピカデリーで視聴。原題：Bigil、監督：アトリ、出演：ヴィジャイ、ナヤンターラ、ヨーギ・バーブほか。

第6章　都市の避病院の実態

1　駒込病院の医局日誌を読む

第5章「感染症をめぐる多文化間の問題点」では多文化の事例に目を向けたが、本章では日本国内の事例、特に都市部の避病院にあらためて注目して論を進める。『明治の避病院』[1]という本がある。その副題に「駒込病院医局日誌抄」とあるように、内容は一八九九年から一九〇九年までの医局の当直日誌である。しかも、当該病院が感染症の専門病院と定まってからの日誌であり、非常に貴重な資料だといえるだろう（図46）。

どこの病院にもあるが、当直日誌は当直医がその日の入院数や退院数を記入するものだ。他に特記すべきこととして、病院内で患者が急変したか、トラブルが起きたか、あるいは当直医によってはその日の天候を書いたり、医局歓送迎会の様子を書いたりする。明治時代の日誌が残っていて、それを活字化して出版したのが『明治の避病院』である。五百十五ページ、定価は一万三千円、大変価値ある資料だが内容は難解である。毎日の病院の記録で、一日の時間の流れに沿って書いてはいるが、基本的には入退院数の把握と病院外

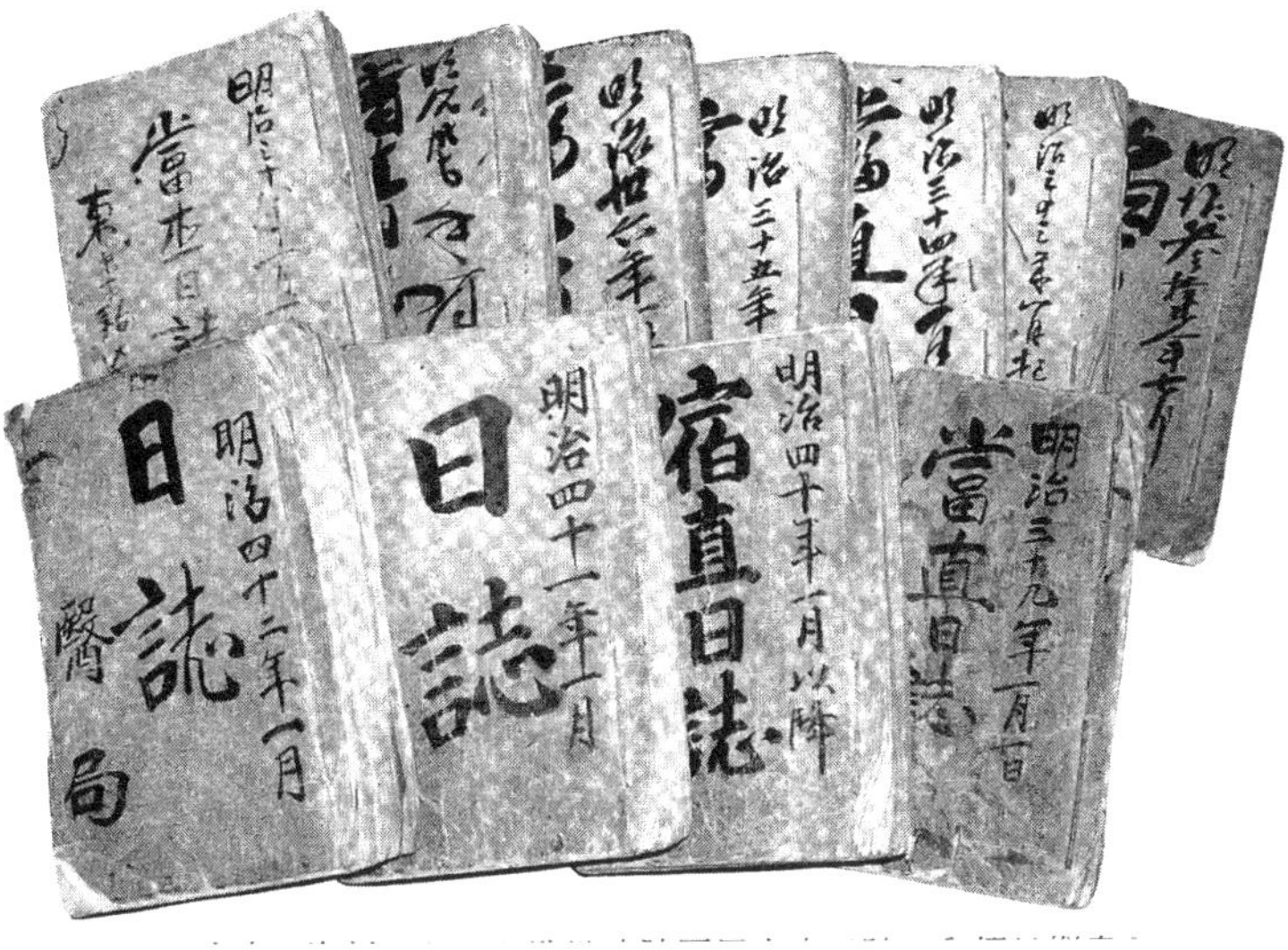

図46　「駒込病院医局日誌」
（出典：磯貝元編『明治の避病院――駒込病院医局日誌抄』思文閣出版、1999年、口絵）

の出来事についての申し送りだけが目的の文章だから だ。巨大な文字のかたまりといってもいい。それ以外 の内容は当直の若い医師が思いつきで書いているから、例えば歓送迎会の記録とエピソードは実に細かい。

だが、そのぶん当時の貴重な一次資料で、病院の雰囲気・空気をよく伝えている。ジグソーパズルをひっくり返したようなばらばらな情報を根気よく選別していくと、貴重な事実がいくつも見つかる。それらの重要事柄をまとめて以下でみていこう。

まず、『明治の避病院』の「はじめに」に、駒込病院の歴史を簡潔にまとめてあるので紹介しよう。駒込病院は、一八七九年に東京府が、徳川家の鷹匠の屋敷跡に臨時の避病院を作ったのが始まりである。徳川家康は鷹狩りを好み、鷹匠は時の将軍のそばに控えていたので、かなり優遇されたようだ。鷹の訓練もするので、その屋敷は広大だった。『明治の避病院』を読むと、逃げ出した患者が外の広い原っぱに立っていたという記述もある。

医師も江戸時代は自己申告制で、自分は医師だと名

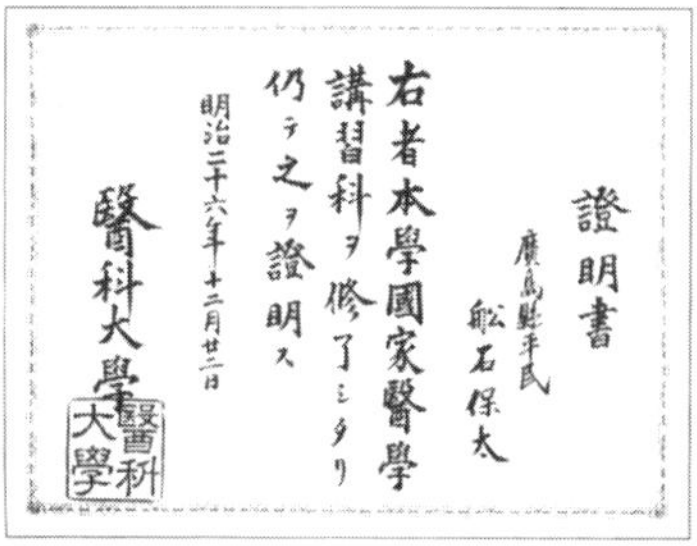
證明書
廣島縣平民
舩石保太
右者本學國家醫學講習科ヲ修了シタリ
仍テ之ヲ證明ス
明治二十六年十二月廿二日
醫科大學

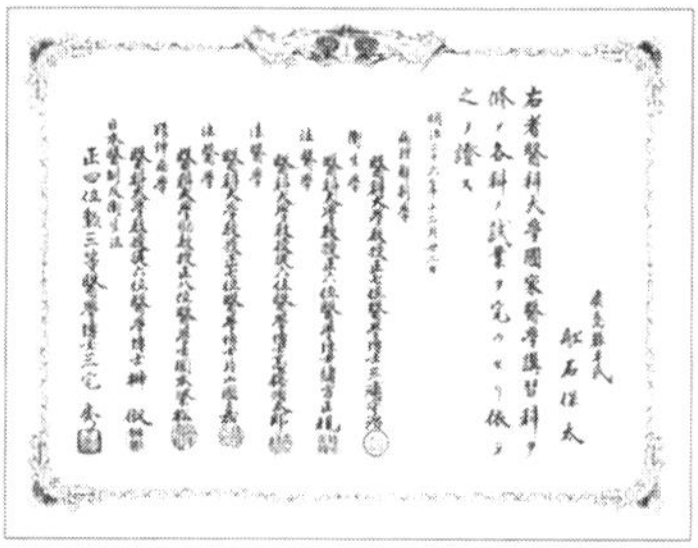

図47　医師証明書

乗りを上げればよかった。『死に神』という落語には、死に神と契約して医師を名乗る男が出てくる。最後は金に目がくらんで死に神との約束を破って、破滅してしまうという内容だ。明治期以降、日本は医師を国家資格として位置づけて、医療システム全体を改善してレベルを上げていった（図47）。

そして、同時に感染症対策として病院も作っていった。東京市内でもコレラが蔓延してその患者を隔離したが、このときの病棟は終息後に取り壊された。以後は感染症が多発するため本所病院を常設したが、満床になると病棟を急増して患者を入院させ、流行が終わると解体するのを繰り返した。

一八九六年に木造で常設の病院が建設され、九七年に感染症予防法が制定された。同時に病院は東京市に移されて、それまでの本所病院は閉鎖され、駒込病院が常設の避病院になった。この頃には市街地が拡大して、本所よりも駒込のほうが都心に近く、交通の便がよかったからだろう。明治維新の頃に約五十四万人といわれた東京の人口は、九七年には百四十万人を超えていた。消毒法などが進歩して、住宅地にある程度近づいても安全になったこともあるのだろう。

駒込避病院については、常設病院になる前の資料をまずいくつか挙げよう。一八八六年の「官報」第九百三十一号に次のようにある。

告示第六十八号

駒込避病院、本月七日開院する。ただし残務は当分当院で取り扱う。
明治十九年八月七日　東京府知事　高崎五六(2)

開院した日については、「官報」第千四号には次のようにある。

東京府達告知
告示第百五号
駒込避病院、本日開院する。ただし残務は当分当院で取り扱う。
明治十九年十一月二日　東京府知事　高崎五六(3)

入院業務を開始する前後には、このように公示したようだ。同じように本所避病院についても同様の資料があり、「官報」第九百七号には次のようにある。

公示第六十号
本所避病院本月十二日より開院する。
明治十九年七月十日　東京府知事　高崎五六(4)

また、本所病院のことは墨東病院のウェブサイトで次のように紹介している。

当院は、昭和三十六年四月一日に、普通科総合病院であった旧墨田病院と伝染科病院の旧本所病院とを統合し、墨東地区における唯一の公的医療機関として開設されました。(5)

このときに都立墨田病院は墨田区江東橋の本所病院跡に統合して、四百床、診療科十三科で開設されたとあるので、現在の墨東病院のところに本所病院があったのだろう。

次に東京の大久保病院についてみてみよう。ウェブサイトには次のような沿革がある。

沿革
明治十二年八月（一八七九年）　東京地方衛生会立大久保病院（避病院として発足）
（明治十九年東京府立大久保病院、同三十年東京市に移管、関東大震災により崩壊）
昭和四年六月　帝都復興計画により改築・開設
昭和十八年　都立大久保病院（東京府・東京市が合体した都制度施行による）
平成五年七月、新都立大久保病院開設
平成十六年　都立大久保病院廃止　東京都保健医療公社大久保病院開設(6)

住所は東京府豊玉郡大久保村百人町、現住所は東京都新宿区歌舞伎町二丁目四四番一号になる。新宿という地名自体が、甲州街道の新しい宿場という意味である。明治初期は東京の辺境地帯だったため、避病院が建設された。歌舞伎町という地名は戦後の街活性化の起爆剤としての歌舞伎劇場の誘致計画からきているが、実際にできあがったのは歌舞伎劇場ではなく歓楽街だった。「官報」第千一号は大久保避病院を次のように記している。

東京府告知

大久保避病院、本日開院する。他の残務は日本橋区〔東京都にかつて存在した区で、現在の中央区の北部：引用者注〕阪本町東京都臨時病院分院で、取り扱う。

明治十九年十月二十九日　東京府知事　高崎五六(7)

また東京都立広尾病院(8)は、一八八九年に、南豊島郡下渋谷村字広尾に旧芝避病院の建材、病棟四棟その他を移築して建てられた。常設避病院として建てられ、九七年から東京市の管轄になり、感染症の予備病院になった。その後、一九二七年に東京市立の病院になった。

広尾病院の一帯も江戸時代には「広尾の原」と呼ばれていたほど辺境の地だった（図48）。徳川家光の時代以降には、しばしば鷹狩りやうずら狩りもしたところである。江戸時代から明治初期まで、東京府自体の範囲は狭く、また人口密集地帯は限定的だった。

ＪＲの山の手線でいえば恵比寿駅に近く、隣の目黒駅は落語の『目黒のさんま』で有名である。殿様が目黒まで遠乗りに出かけて、そこで直火で料理したさんまを食べてそのおいしさに驚く。後日屋敷でさんまを食べたいと言ったところ、料理係が脂を抜き、骨を取り、身が崩れたので椀に入れて出した。あまりのまずさに殿様がさんまは目黒に限るという話である。余談だが、脂が炭に落ちてジュウジュウと鳴るのを聞きながら七輪でさんまを焼くと本当においしい。

ここまで、いまの東京で中心的な位置にあった避病院を紹介したが、東京の周辺にも避病院は建てられた。

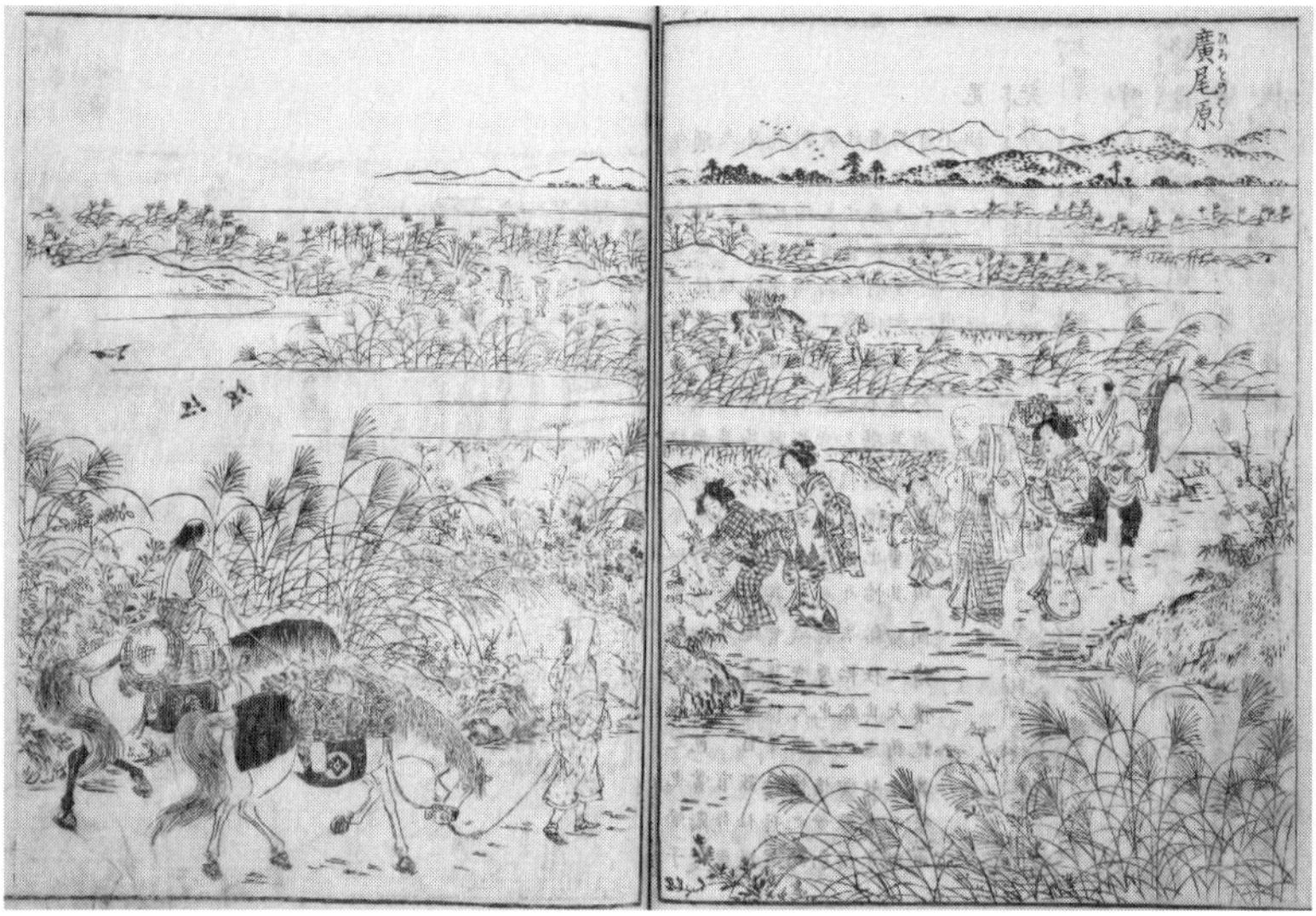

図48　広尾原
（出典：斎藤長秋編輯、長谷川雪旦画図『江戸名所図会 巻之一―七』：「古典籍総合データーベース」〔https://archive.wul.waseda.ac.jp/kosho/bunko10/bunko10_06556/bunko10_06556_0007/bunko10_06556_0007_p0031.jpg〕［2020年6月12日アクセス］）

一九〇八年十二月二十三日には、南足立郡避病院の助手が見学にきたと日誌にある。このような他の病院の間接的な記録も貴重だ。

南足立病院は一八九七年の感染症予防法に基づいて、足立郡町村共同で九九年七月に千住大川町に隔離病棟として設立された。千住は現在は都内だが、当時は南足立郡だった。その後軍立病院になり、足立花畑町五六〇二番地に移った。一九三二年十月、東京市地域の拡大に伴って足立病院と名前を変えて、四十床の予備感染症病院になったが、いまは存在しない。

第2章「正宗白鳥『避病院』と赤痢対策」でみた正宗白鳥の作品や第4章「野崎久一「避病院覚書」から読む赤痢の経験」の野崎久一の覚書[9]などからもわかるように、当時は予算などの関係もあり、避病院は貧弱な建物が多かったようだ。ただ当時は、一般家屋も現在のそれより貧弱なので単純に比較するのも難しいところだろう。

二〇二〇年三月七日午後七時頃に、中国福建省で新型コロナの感染が疑われる人々を隔離する六階建てのホテルが倒壊したというニュースがあった。なかにいた七十人以上が生き埋めになったが、救助隊が三十七人を救助、残る人たちを捜索中[10]と報道したのちニュースは途絶えた。緊急の隔離施設なので構造上問題がある建物を利用したのだろう。明治期の日本にも同様の事例があった。

明治三十五年春、改築に着工し、病室・消毒所・汚物焼却場・浴室・事務室等が同年九月に竣工、「山形病院」と命名されたが一般には「避病院」と呼ばれたこと、さらに、竣工わずか一カ月足らずの九月二十八日、暴風雨により旧病棟その他施設が倒潰、新築施設にも大被害があった[11]。

神奈川の横浜市万治病院

次に、東京から神奈川の避病院に目を移そう。当時の横浜港で一八七〇年には天然痘、七七年にはコレラが流行するなど、明治初期の横浜周辺ではさまざまな感染症が流行した。そこで、七九年に久良岐郡吉田新田に横浜避病院が開設された。

図49は、金屏風の下張りに使われて残った一八八六年の万治病院のカルテで、中央に「横浜避病院」の字が見える。男性患者名は消してある。図の下は着衣に縫い込んだ万治病院の模様である。駒込病院の日誌にも盛んに出てくるが、逃走の防止のためと思われる。

横浜避病院の運営は一八八三年には神奈川県に、九一年三月には横浜市に移管された。その後、九七年に横浜市伝染病院、一九〇〇年には横浜市万治病院と名称を変えた。二二年に滝頭町に移転[12]して、感染症専門病院として運営された。そして、感染症医療機能が横浜市立市民病院に集約されることになり、九一年三月三十一日に閉院した。跡地には横浜市立脳卒中・神経脊椎センターが建設されている。

図50は、一九二九年新築時の全体の見取り図である。このように渡り廊下で部屋をつなぐことで、特定の病室をすぐに封鎖できるようになっている。

図51の上は、昭和初期の患者輸送車で、不鮮明だが四輪で患者は横になれるようだ。その下は第二次世界大戦後にアメリカから払い下げられた患者輸送車で、いちばん下の二枚は消毒機である。

図52は、昭和初期の殉職者の慰霊祭である。コレラ、腸チフスで殉職した職員の慰霊祭で、向かって右側

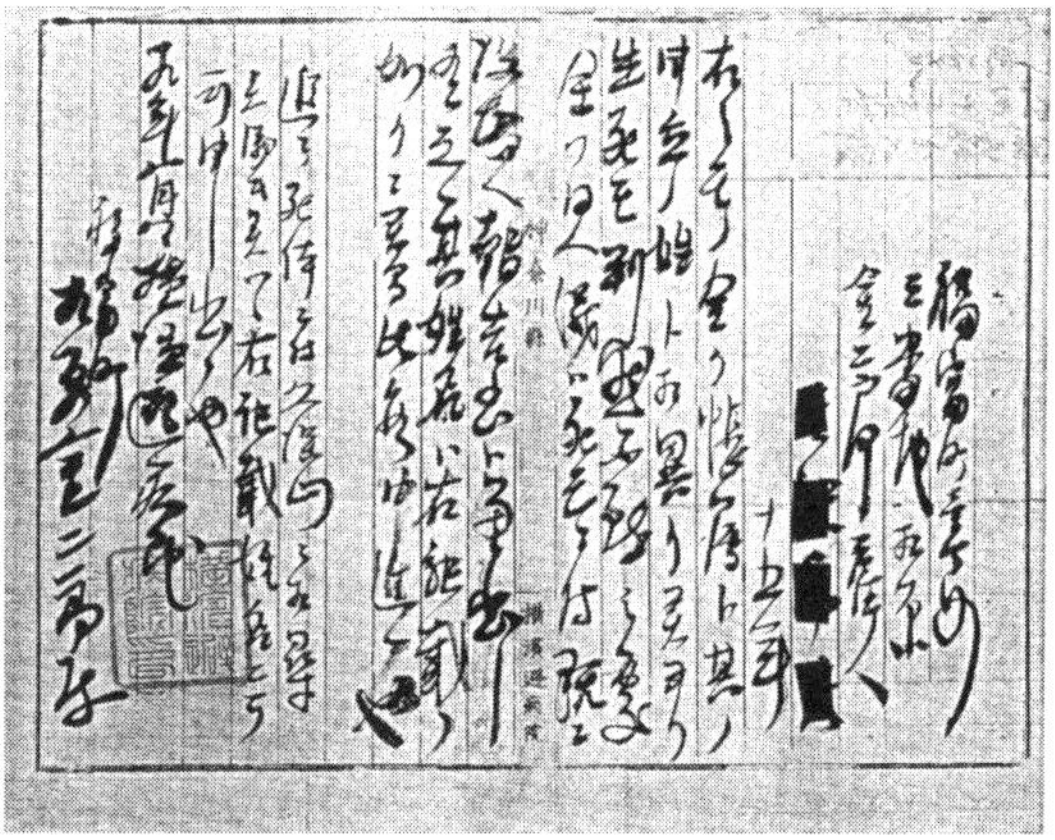

図49　カルテと模様
（出典：横浜市『横浜疫病史——万治病院の百十年』横浜市衛生局、1988年）

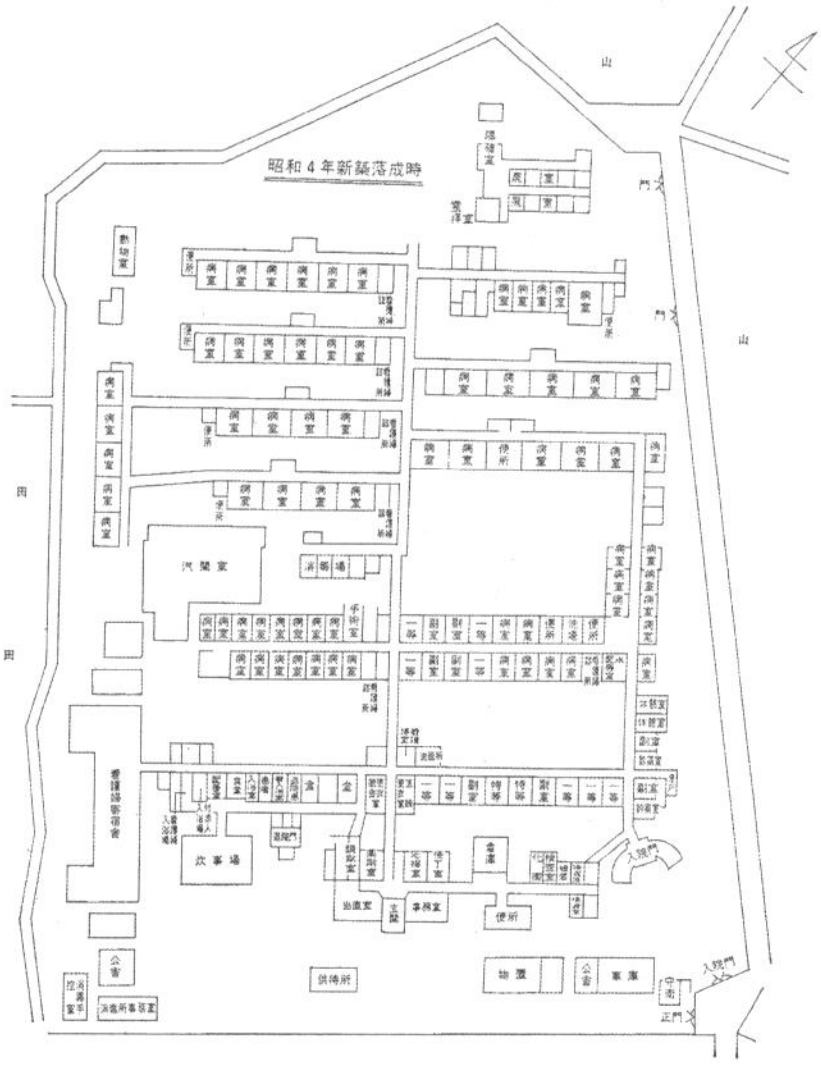

図50　全体の見取り図
（出典：同書333ページ）

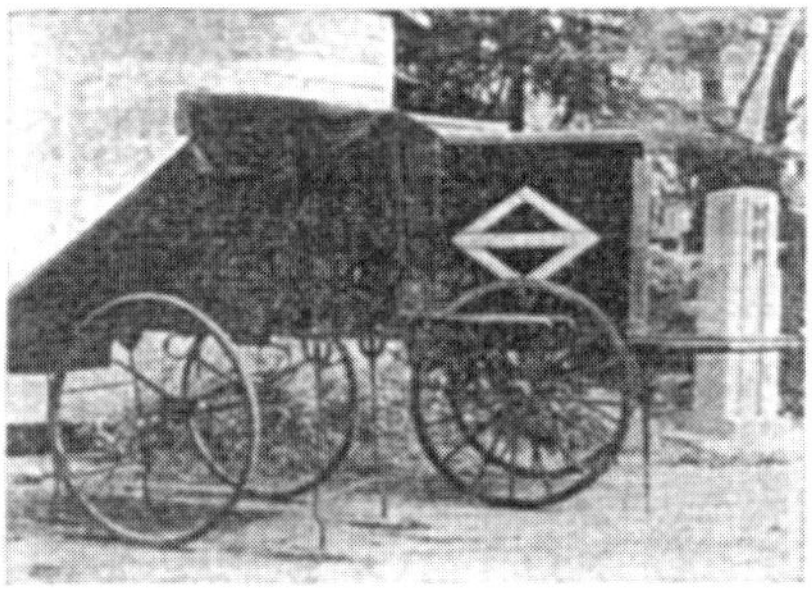

昭和初期の患者輸送車　（70年誌より）

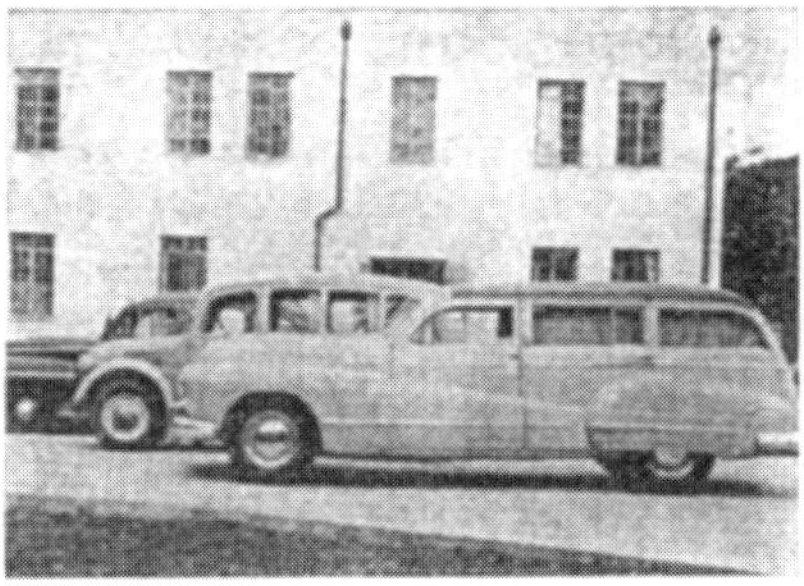

患者輸送車　（70年誌より）　第二次大戦後アメリカから払下げられた患者輸送車

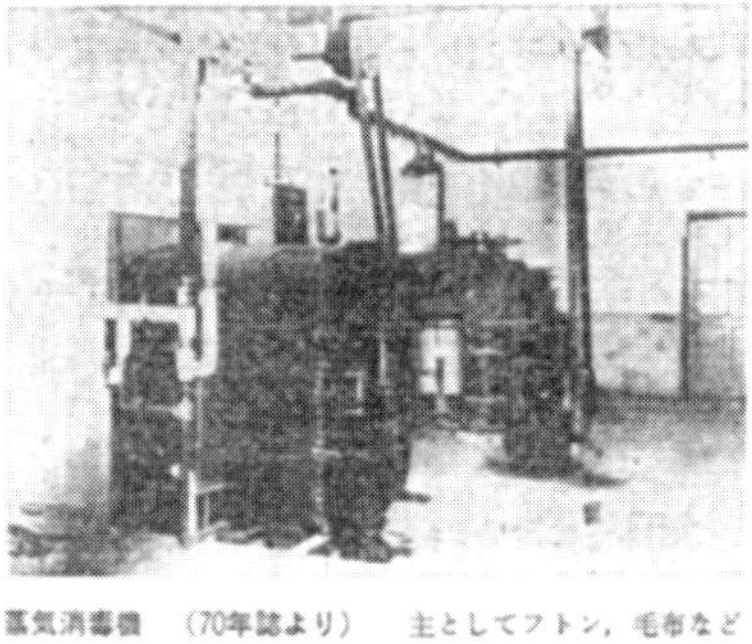

蒸気消毒機　（70年誌より）　主としてフトン，毛布などの消毒に使用された。

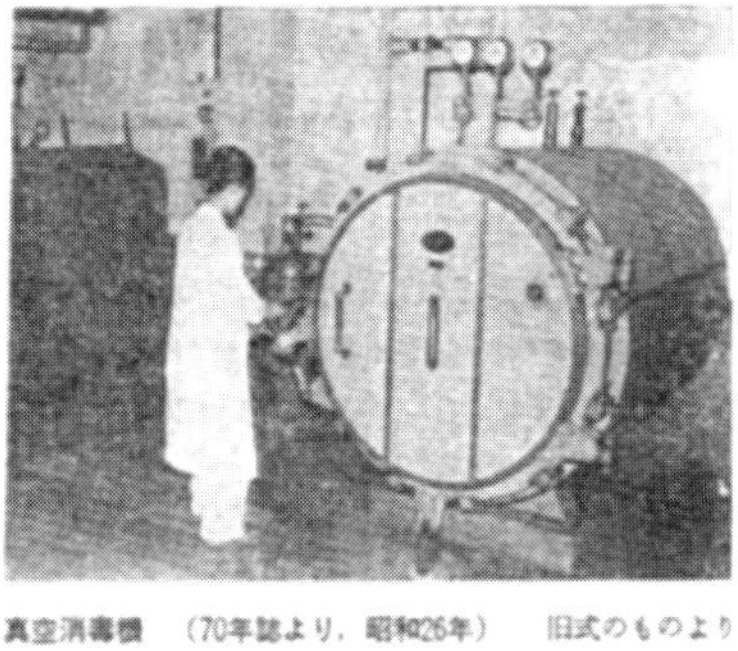

真空消毒機　（70年誌より，昭和26年）　旧式のものより短時間で，確実に消毒することができた。

図51　患者輸送車と消毒機
(出典：同書327ページ)

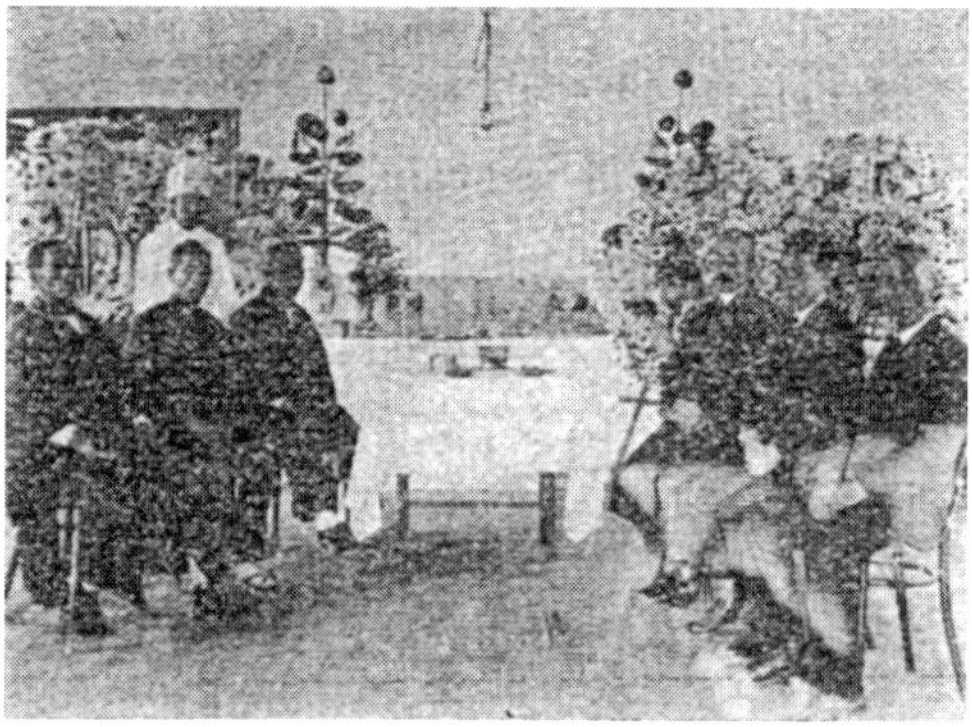

図52　殉職者慰霊祭
（出典：同書329ページ）

が院長、医長、職場長、左側が遺族である。

関西の状況

東京と神奈川の事例を紹介したが、ここまでの他の章で論じたものも含めて日本中で避病院の建設が進められ、先人たちが感染症対策に努力してきたことがよくわかるだろう。事例紹介も続けるときりがなくなるため、あとは関西の例だけを紹介しよう。まず、大阪市立桃山病院（図53）について、「談話室 大阪桃山病院ができたころ」から引用する。

> 取り敢えず府下西成郡南長柄村の鶴満寺（今の大淀区長柄）を仮避病院とし、百畳敷の大広間が病舎となった。大阪での避病院発祥の地である。ついで難波村・長柄村・野田村・市岡新田の四ヵ所にバラック建ての避病院が建てられた。（略）
>
> 明治十二年と十五年に再び流行があり（略）、明治十二年六月二十七日 太政官布告で、虎列刺病（コレラ）予防仮規則がでている。同年難波村（現浪速区赤手拭稲荷の東辺）と長柄村に避病院が開かれた。もちろん当時は粗雑な木造のバラック作りであるから、流行が終るたびに、避病院は焼却または取りこわされている。（略）
>
> 明治十八年の流行では、難波・長柄の両避病院のほか、大阪府下の郡区共用の天王寺避病院（院長吉

> 顕三）が東成郡天王寺村飛田（現西成区）に建てられた。（略）
> 　明治十二年コレラ病予防仮規則がだされた。（略）あくまで軽易を主として、流行が終ったあとは焼却あるいは取りこわしの考えであった。
> 　その後、たび重なる流行で、恒久的建物の必要性から桃山病院が建てられ、東京でも駒込病院が本建築をしている。十六年後の明治二十八年、伝染病院の市町村設置が定められたとき、建物は恒久的、交通の便利な場所を、という方針に変更された。コレラ病院から始まった避病院が、各種伝染病用の常設伝染病院となり、診療と研究を主事業とし、やがて明治三十年の伝染病予防法に盛り込まれて[13]

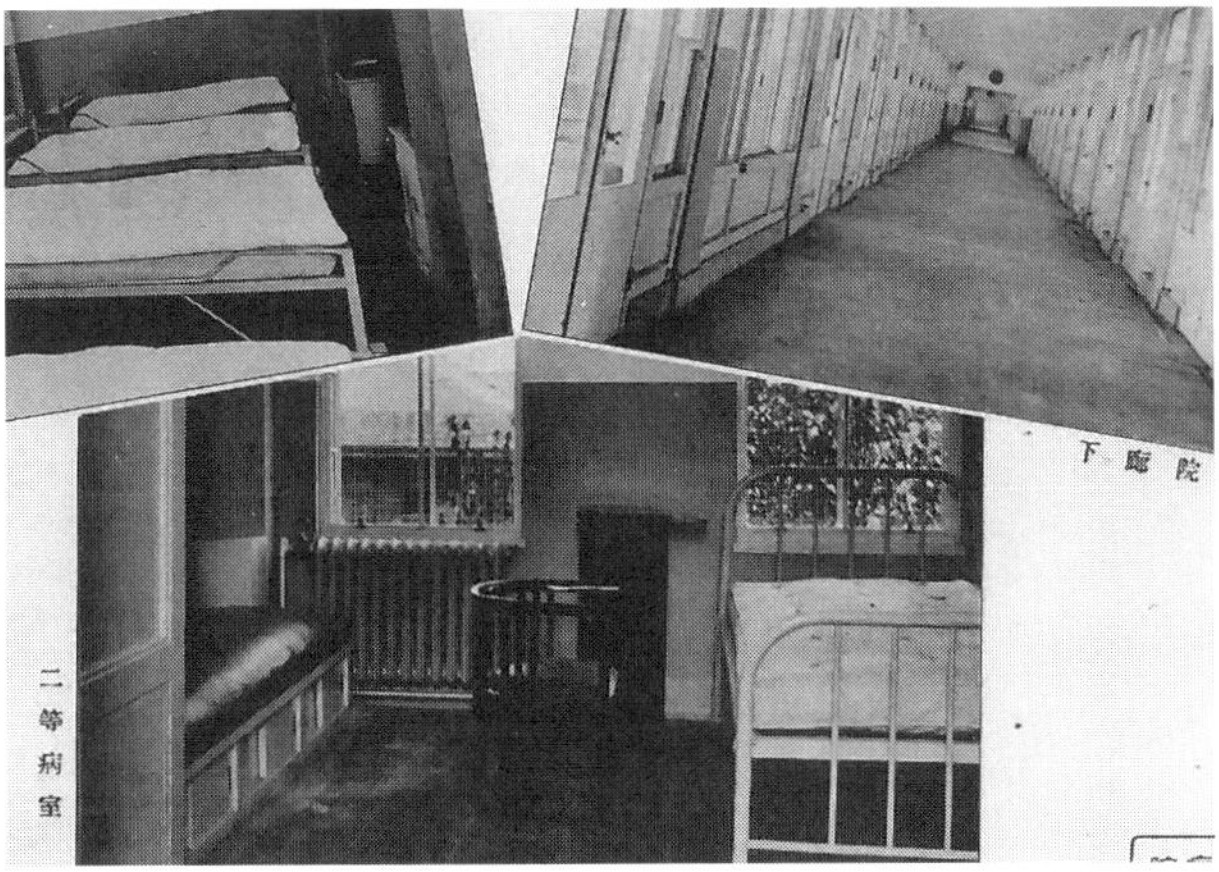

図53　市立桃山病院廊下、普通病室、二等病室（絵はがき）
（出典：水原完「談話室 大阪桃山病院ができたころ」「生活衛生」第29巻第6号、大阪生活衛生協会、1985年）

当初は仮の避病院を建設しては取り壊してを繰り返していたが、度重なる感染症の流行から「恒久的」な病院が必要になったことがよくわかる。

また、引用文中にある伝染病予防法のその後を補足しよう。一九九八年十月二日に、その内容が感染症法[14]に引き継がれて九九年四月一日に廃止された。感染症法は伝染病予防法、性病予防法、エイズ予防法の三つを統合して一九九八年に制定・公布、九九年四月一日に施行された。さらに二〇〇七年四月一日、結核予防法を統合して、「人権尊重」「最小限度の措置の原則」を明記するなどの改正もあった。
桃山病院のその後については「談話室 大阪桃山病院ができたころ」がよくまとめているので、少し長いがあらためて引用しよう。

桃山病院の誕生
明治十九年六月二十三日より二十八日まで、大阪府臨時区部会（のちの大阪市議会に当る）が開会、建野郷三知事より、恒久的な区部専用の桃山避病院建設予算案が再議に付された。（略）
明治二十年三月桃山筆ヶ崎の地六千三百坪に、木造の本建築病舎が建てられて、伝染病流行に応じて臨時開設することとなった。（略）
明治二十二年四月一日、大阪市制がしかれ、同年十月避病院規則が制定され、嫌われていた避の字を抜いて、市立桃山病院と市立天王寺病院の二ヵ所となった。大阪に先立って東京では明治十九年本所病院、駒込病院と避の字が除かれていた。（略）
明治二十九年四月一日、市立病院規則により、常に桃山病院を開設、吸収した天王寺、本庄・千島の三分院は必要のたびに臨時開設することとなった。（略）
明治三十年伝染病予防法制定。桃山病院の地も大阪市の市域拡張で東成郡から市内編入、南区となった。（略）大正期は第四代院長、市川定吉が腸チフスに感染し殉職した。
弘化四年（一八四七）の「摂州大坂全図」をみると、今の桃山病院・日赤病院・環境科学研究所の辺りに人家はなく田畑であり、安政年間「摂津名所図会大成」に南は天王寺、北は玉造までの間、一円の

桃畠にして、晩春の頃は花の紅に天も酔う光景なり、と書かれている。(15)

避病院が固定された総合病院になり、感染者が増えたときは臨時の病院を開くという流れは関東と同じである。ここで重要なのは、基幹病院から臨時病院に医師や医療スタッフを送り込んで医療のレベルを下げないという点である。ここが日本流の対応策で、感染症対策が成功した秘訣と思われる。

その後、大阪市立桃山病院は大阪市立母子センター（一九四六年に開院。七八年までは大阪市立今宮市民病院）、大阪市立小児保健センター（一九六五年に開院）、大阪市立城北市民病院（一九五三年に開院）、大阪市立桃山市民病院（一九四六年に開院）の四つの市民病院を統合して大阪市立総合医療センターとして一九九三年十二月一日に開院して、現在の地域の医療を支えている。

2　組織強化と病院間のやりくり

本節では、病院内の組織作りと、病院間の交流をみていく。

東京の医療体制としては、駒込病院を常設として医師や看護婦などの事務スタッフを常勤としていた。基本的には感染症の患者を駒込病院に入院させるのだが、患者が増えた場合は本所・大久保・広尾の各病院を臨時開院して、駒込病院からの派遣されたスタッフが中核になって運営した。もちろん、他にも臨時に応援をかき集めていた。

しだいに感染症対策は整っていき、東京市は一九〇一年に駒込病院の組織を改革して、それまでの大学から派遣していた嘱託医長をやめて専任の院長を置くことにした。六月三日に「感染症院長以下職務章程」（事務上の細則）を決めて、大学病院と兼務だった駒込病院の医長が院長になった。給料は千円だったようだ。

それまでの医長は大学と兼務だったので、日誌にときどき医長登院などと書かれていたが、このときあたりから院長の登院の有無が明記されるようになった。日誌の行間を読むと、大学との兼務から感染症病院の専任になるのはあまり喜ばしいことではなかったようだ。

感染症病院の院長の職は、押し付けられたのかもしれない。その交換条件だったのだろうか、院長の登院は兼任時代と同じで自由だった。日誌には、院長の登院の有無の他に、回診をしたのかどうかがきちんと記録してある。例えば就任直後の七月五日には、院長から気分が悪いという電話があり、出勤なしと書いてある。その次の院長は、駒込病院の医長職を経験してからドイツ留学をして帰国後、あとを継いでいる。留学が院長就任条件だったのかもしれない。その院長はその後も中国に行き、清王朝から勲章をもらったりインドネシアのジャカルタに出張したりしている。

また看護も現在の婦長制度ではなく、取締、一等、二等という制度だった。一九〇二年九月一日には、取締が病気の保養のために帰省したので、二等看護婦を留守中の代理とするとある。十二月五日にはこの看護婦は一等看護婦になって、他の二人が二等看護婦に昇格している。ただ〇七年に看護長になったが、院内ではその前からそう呼ばれることもあった。

その後の一九〇七年七月三日、それまで杉本リセという人物が看護婦取締だったが、大変忙しいうえに重要な仕事をしているにもかかわらず待遇が低かった。そこで、五月十五日から病院規定を変えて、「看護婦長」を設けて市の公務員待遇とした。だが、その杉本は一四年、四十五歳で発疹チフスで殉職したとある。

日誌には入退院や亡くなった方の他に疾病数を書くところがあり、アルファベットの略字で記載されていた。

T、チフス、ドイツ語でも英語でも typhus。頭文字をとった。
D、ジフテリア、diphtheria。
R、赤痢、英語だと dysentery だがドイツ語では Ruhr。
C、コレラ、ドイツ語でも英語でも cholera。
S、しょう紅熱、ドイツ語で Scharlach、英語で scarlet fever。
P、ペスト、ドイツ語で Pest、英語で plague。または天然痘、ドイツ語で Pocken。
V、天然痘、英語で variola。

このように、すべての患者ではないが、ときに応じて名前の下にアルファベットで病名を書いている。医局員と時代によっては病名の略字がやや異なるが、そのときに何が流行していたかを知っている周囲の者はその略字で病名がわかったのだろう。

以下で日誌を現代語訳して紹介するが、文中に出てくる「車」は、すべて「人力車」を指す。また当時は男性の看護人・看病人という資格があったので、原文のまま看護婦と表記した。

一九二〇年十一月一日付の実測平面図によると、病院の規模は敷地面積一万二百七十六・一一坪（三万三千九百平方メートル）、建坪二千八百二十・六四坪（九千三百平方メートル）、病室は木造平屋建てで、本館の後ろに五列に並んでいた。各病棟には数室の四人部屋と二人部屋があり、一部に九人と十六人の大部屋があった。

一八九九年の赤痢流行の際の様子をみてみよう。

一八九九年七月二十二日、本日からいよいよ入院止めの満床だが、午前一時半、麴町区〔一九四七年に神田区と合併して、千代田区になった：引用者注〕役所から一人の赤痢患者を連絡なしに送ってきた。到着はしたが、転送されるのは気の毒だ。輸送の労働者は喜んでいるが〔運賃を余計もらえるためと思われる：引用者注〕、患者はつらいだろう。広尾病院に向けて出発した。

この年は赤痢流行のため、駒込病院が満床になったようだ。七月二十六日の記載によると百四十二人で、入院止めになっている。広尾病院を臨時開設して十月二十六日に閉院するまでに、コレラ七人、赤痢七十四人、腸チフス十一人、しょう紅熱一人が入院した。本所病院は八月三日から十二月十三日まで開院した。次は一九〇四年の事例である。

一九〇四年、駒込病院が満杯になったので、広尾病院を開設して、コレラ、チフス、赤痢患者を入院させた。十月二十四日に閉院するまで赤痢五十八人、腸チフス四十八人が入院した。しかし、この年は広尾病院だけでは足りず、八月九日に本所病院を、八月二十四日には大久保病院をも開かざるをえなくなった。この年、東京市内の腸チフス、赤痢の発生が多く、八月一日から二十四日までに五百四十二人に達したという。

日誌は、このようにそのときどきの様子を書いているが、多すぎてすべてを紹介することはできない。このように臨時病院で対応するシステムは流動性があって有意義と思えるが、別の項では本所病院を開院した苦労も書いてある。また、このような勤務体制では、感染症が蔓延すると慢性的に看護婦不足に陥った。

一九〇五年八月三日、患者総数は百二十六人で、二、四、六、七病棟も看護婦不足。いや主任にしなければいけない看護婦も不足し、あちらでもこちらでも不満だらけ。いや不眠たらたらで、毎年夏になると看護婦がこの病院に満足にいたことがない。何とか工夫がつかないものか。

一九〇六年九月三日には朝から、東京市役所の風祭課長と難波事務員が来たとある。手続きが手間なので広尾病院開設の件を市議会に出すことをなるべく避けたい、つまり駒込病院に患者をなんとか詰め込むための現場視察だと正直に言っていたようだ。医局員は入れられる人数より多い患者は入らないと答えて、市職員は十二時過ぎに帰った。そのときに特等、一等の患者の入院をなるべく断るように市から区役所へ通達してくれるように医局員は頼んだとある。特等、一等は特別の対応をしなければならないので、患者が多く忙しいときには手がかかるためだろうか。

さっそく夜になって、区役所に出す印刷された通達が市役所から届いた（この頃、印刷物は石版だった）。同時に、特等、一等の患者を二等として送るからなるべく注意して取り扱ってくれと言われたようだ。目を凝らして日誌を読むと、正式書類には決して出ることがない本音のやりとりがみえてくる。

次に、患者に対する丁寧な対応の例を紹介しよう。一九〇七年七月二日には、院長から病院に、養育園[16]でペスト疑いの患者が発生したと連絡があった。養育園が大騒ぎなので、院長は午後四時頃に病院に来た。行路病者、いわゆる行き倒れは当時大変多く養育園に収容されていた。

院長以下、医局員は病院で全員夕食を食べて、午後八時半頃から医局員は院長とともに車で養育園に行った。東京市の医師や警視庁検疫医が立ち会うが、下腹部のしこり、横痃《おうげん》などの臨床症状はあったもののペスト菌を検出することができなかった。臨床症状にはかなり個人差があるので、菌検出が確定診断になる。

院長は帰宅して、医局員が寝たのは午前二時だった。午前四時、東京市役所から電話があり、ペスト菌を検出して確定した。これを受けて本所病院を開設するはずなので、医師四人が出張することになった。準備ができしだい出発としたが、市役所からの電話を待つうちに午前十時半になった。一九〇六年の項にあったように市の病院開設の手続きが手間で、時間がかかったのだろう。医局員はあきれ返り、ばかばかしい、市役所は何をしているのだろうと、日誌に愚痴を書いている。出発者以外も準備を助けるために病院に泊まり込んだようだ。

七月三日、早朝四時、全員が起床して準備をした。午前十一時半に出発の命令が下るが、車屋のごたごたで、十二時十分、医師二人、看護婦三人、薬局員一人を玄関で見送った。行く者も送る者も当時の社会の雰囲気を表して、ペストと戦いにいく気持ちが行間に満ちている。

七月四日、養育院の隔離患者が本所病院に送られた。だが、同時にこの患者に接触した関係者を隔離して観察するために、本所院内に隔離所を設けて収容を開始した。そのため本所病院から看護婦の応援を求められた。駒込病院自体も日増しに患者が増えて多忙をきわめていてとても困っていたが、ついに夜八時頃、看護婦を一人送った。

幸い、この養育院の患者は治って九月三十日に退院した。きめ細かな対象患者への処置とその周囲の隔離という方法が明治からとられていた記録である。

一九〇八年十月二十四日にも、本所病院で隔離を始める通知があったので、駒込病院から医師一人と二人の看護婦が出発した。この前日の二十三日に、京橋区でコレラ患者が亡くなった。その関係者十人を本所病院に収容して、症状がないことを確認して十月三十日に解放した。だが翌三十一日に浅草猿若町で患者が再び出たので、関係者十人を同様に本所病院に隔離して観察し、十一月五日に閉鎖したとある。

この頃、本所病院は隔離にも使われた。その後も一九〇九年六月十一日には京橋区湊町にペストが発生したので、六月十一日に本所病院を隔離所として開き、六月二十一日まで関係者六十四人を隔離して観察した。さらに六月二十日にも患者が出たので、その関係者六十人を隔離して七月二日に帰宅させたという記録もある。

メモ　腸チフス

腸チフスは、サルモネラの一種であるチフス菌によって引き起こされる感染症で、治療後も一年間ほどチフス菌を排出する場合がある。

感染源は細菌汚染された飲み水や食物などで、潜伏期間は七日間から十四日間ほどである。現在も発展途上国などで流行を起こす感染症で、世界各地で発生が見られる。

感染者の体や衣服などに触れると、菌が粘膜から入って感染する。感染者の血液、血痰、ツバの飛沫を直接浴びた場合も感染する。本章第3節で紹介する横田医師の例がこれにあたる。

3 感染・殉職

第2節では感染症への病院の具体的な対応の様子をみた。それに対して本節では、感染の実態や亡くなった例を取り上げる。

一九〇二年、はじめてペストが東京に入った。十月初旬に横浜に上陸して患者が続出したので、結局、北里柴三郎の勧めもあって流行の中心と目された市内海岸通五丁目二〇番地の感染家屋を焼き払うことになった。感染したネズミの排除が目的なので、他の感染症にも有効というわけではない。周囲を亜鉛板で取り囲んで、火を放ったという。この焼き払いは〇三年五月にも横浜で二回おこなわれた。流行の中心地を焼き払って感染したネズミを根絶する作戦は、以前から世界各地でおこなわれてきた。〇〇年にはハワイのホノルルで、火の勢いが強すぎて日本人町や中華街に燃え広がって大混乱を生じたという。

ペストの世界的流行に東京でも警戒を強めて、ネズミの買い上げ、はだしで歩くことの禁止、駅での監視の強化に努めた。だが年末に本庄区、現在の墨田区の紡績工場に患者が発生したので患者を入院させ、駒込病院から医療チームを派遣して診察した。以下では駒込や本所の病院日誌などをまとめて状況をみていく。東京市で最初にペストが発生したことを記載した記録である。

一九〇二年十二月二十四日、上野で駒込病院の忘年会が開かれた。そこに本所区押上町の東京ガス紡績会社で疑似ペスト発生の知らせが届いた。この会社は普段二千四百人の女子工員が働いていたという。十二月二十日から発熱患者が発生して、検査の結果、二十五日になってペスト菌が確認された。海外からの原料のなかに感染したネズミが交じっていたと思われる。ネズミからノミを介して女子工員に感染したのだろう。

医局員は駒込病院に全員戻って病院に泊まった。どこの病院でも空き病室があり、病院は急に泊まる場所に困らない。病院は東京市と絶え間なく電話でやりとりをした。一九〇二年の時点で、アジアでこのような医療体制をとれたのは日本だけだろうし、また長くそうだった。

十二月二十五日の午後二時頃、東京市役所から本所病院に患者を入院させるという連絡があり、待ち構えていた横田医師が事務員や看護婦を連れて本所病院に向かった。一行が到着するとすでに患者三人と死者一人を乗せたタンカが玄関先に置かれていて、さっそく病棟に入院させた。工場の労働条件が現在よりも過酷なので、過労ぎみの工員が手遅れになったのだろう。

本所病院の当直日誌の十二月三十一日の記録によると、十二月二十五日に本所病院に到着した横田医師グループは日夜暇なく働いた。朝六時から午前二時過ぎに寝るまで、病室、研究室に行き、塀を直し、消毒器具の設備、汚物洗い場の設定、いろいろな物品の注文をした。六時に起きても朝食は九時か十時、昼食は二時から五時、夕食は午後九時から十時、衛生のための入浴は午前一時から一時半になった。

その頃の本所病院では、病室は一八九九年以来閉鎖されていたので、ガラスは割れて壁が落ちていた。薬棚や機械棚、倉庫もカギが失われて開かなかった。東京市にとっては新しい感染症であるペストなので、他の患者がいないところが選ばれたようだ。夜は病棟でも医局、看護婦室、事務室でもすべてランプを使っていた。夜の回診はろうそくだった。もっとも、駒込病院も同様に電気は通っていなかったようだ。

一九〇三年一月五日に入院した紡績会社女子工員の一人が、脇の下のリンパ腺が腫れて痛みを強く訴えた。横田医師はランプとろうそくの下で、腫れた場所を切開し始めた。薄暗いのと湿気でくもったために、たまたま防護メガネは外していた。暗く、またはじめて経験するペスト患者だったので、油断が出たのだろう。

このあとどんなに暗くても、防護メガネを外す医療スタッフはいなかったにちがいない。切開した場所から血液が飛び散り、右顔面の周囲に飛び散った。丁寧に消毒したにもかかわらず、目からペスト菌が入った。翌一月六日は何ともなかったので、この日も忙しく働いたのだろう。せめて大事を取ってベッドで安静にしていれば、まだ若いので命だけは助かったかもしれない。

一月七日十時頃から横田医師は違和感を覚えて、好きなタバコも吸わなかった。熱は計るたびに上がって止まらなかった。右眼窩部が腫れ上がり、その部位のリンパ腺の腫脹、圧痛をきたした。一月八日の駒込病院日誌にこうある。

晴れ、本所病院の横田君の様子が少しよくない。

病院をあげての看護もむなしく、一月十四日午後三時過ぎに横田医師は息を引き取った。三十歳だった。翌年一九〇四年一月七日の日誌に、同僚が一年前を回顧している。

前年の一月七日は横田医師の発病第一日、彼の霊はいまどこにいて、どう感じているのだろうか。

横田医師は叙勲のうえ大学の助手、つまり正式職員に任命された。そのため一九〇三年一月二十日、谷中斎場で大学葬をおこなうことができた。さらに、一段落した三月十四日に院内で追悼会を開いたようだ。

おごそかに香を捧げてから散会した。天はおおらかに安らいで、波と風は静かだった。

明治三十六年十二月二十四日、本日の「朝日新聞」第六千二百五十八号に次の記事があった。東京市に初めてペストが発生したのは、昨年十二月二十四日だが、本日は一周年になる。一年間の確定されたペスト患者は十二人で死亡は九人、疑い〔症状はあったが、ペスト菌を発見できなかった例と考えられる：引用者注〕三人で死亡は一人。完治したのは五人で、最後の発病は四月〔日誌には六月の間違いと書かれている：引用者注〕だった。また今月十八日の調査だと、一年間の有菌ネズミは百七匹だ。

この記事は何か足りない。思い出すと去年の今日の大騒ぎした忘年会で、横田君の表情は大変興奮していた〔ペスト退治の決意に燃えていたという意味のようだ：引用者注〕。

一九〇四年一月二十五日、横田医師の石膏像を作って会議室で除幕式をした。ランプとろうそくの下でというのがみんなの胸にあったのだろう。院内に電柱が立って電灯がつく日も近いだろうと日誌にわざわざ書かれている。実際に二月一日に電灯がついたという記載がある。そして二月には日露戦争が始まり、街は戦時色に包まれた。

『明治の避病院』の「はじめに」によると、他にも一九一四年に発疹チフス、一六年に腸チフスで、駒込病院の医師が三人殉職しているとある[17]。

一八九九年にペストが日本にはじめて入ったときには、大阪で肺ペストを診察した開業医と検疫医の二人が感染死亡した。さらに家族にも感染が及んで死亡者が出た。これらの犠牲者の遺族を援助するべく、関係者の間で寄付を募集した記録がある。

明治三十五年にも感染症で殉職した公務員、開業医、看護婦、(ママ)消毒夫などの遺族を救済するために「感染症救済基金」設立の動きがあり、各界からの寄付をため、さっそく横田医師の遺族に三百円を渡した。

明治三十六年七月二十八日、暑さたえがたい、感染症救済金庫より、寄付金募集のため高橋氏が来院する。

明治三十六年には前年にコレラに感染して亡くなった町長、村長、巡査、看護婦、職員ら三十名の遺族に、五十円か二十円を贈った。

その後財団法人になり、明治三十九年にはペストで殉職した大阪の開業医の瓜生近宗、神戸市立病院の笹山厚、大阪桃山病院の石上順二郎、その他和歌山県で消毒作業中に感染死亡した作業員らの遺族に寄付金を贈った。しかし年とともに事業の存在意義が薄れ、昭和六年に解散し、残金一万円は大日本私立衛生会に寄付された。

看護婦の感染の例も載っている。吐物その他の処理を直接おこなうためと、看護教育が発達していなかったので感染が多かったようだ。

明治三十三年十月二日、本日、第一病棟看護婦、板倉フク、赤痢に感染し届け出を出す。

一九〇一年一月二十四日、感染看護婦が重症なので集まって相談をした。院内感染が多いので、防止のために勤務の合間に看護婦講習を始めることになった。この日、感染看護婦の母が、娘の容態が悪化したことにショックを受けて一時気を失った。残念なことに、翌一月二十五日、重症だった腸チフスの看護婦は永眠した。感染症医療はこのような犠牲を乗り越えて発展・進歩したのである。

二月十九日、看護婦松本ふみ、チフスで入院。

明治三十七年一月三十日、看護婦和田すえは、八十日あまり腸チフスで入院していたが、二十八日に退院し、昨日から院外にも出られるようになり、近く外泊許可を得て京都の母のところに行くそうだ。

看護婦鵜沢ちかは、同じくチフスで長く入院していたが、二十九日に退院して本日から院外にも出て、明日千葉に帰省するという。

明治三十八年三月二日、看護婦長、長谷川マセ、チフスに感染し入院する。

明治四十年六月二十二日、看護婦の小島イワが腸チフスにかかり、この日在院患者数に正式に加えられる。

日誌には詳細は書かれず、名前と病名が書いてあるだけである。他にも患者統計のなかに埋もれている病

院関係者がいると思われる。

当時の医療スタッフは気丈だった。越津ミサ看護婦長のことが日誌に断片的に登場する。それらをまとめると、一九〇一年に東京府看護試験に合格して、二十一歳で駒込病院に就職してすぐに取締役次席になった。これをみても看護婦が不足しているのは明らかで、紹介所などからの派遣が多かったことがわかる。

彼女は一九〇七年には、第五病棟コレラ病室の看護主任になっていた。十一月一日、越津は三日前から病室に連続して当直して、前夜も遅番で夜中に看護をした。この日の午前八時頃、ついに数回の下痢をした。負けず嫌いの彼女は最後まで元気よく務めた。午前九時頃に気を失って、はじめて周りの人はコレラ感染に気がついた。すぐに医師が治療をして、院長その他の医局員に危篤を報告した。院長は二人で引く特急人力車で駆け付けた。午前十時頃から午後三時頃までは危篤だったが、夜になってからはしだいに回復してきた。

その後、一九一四年に杉本リセ看護婦長が発疹チフスに倒れたあと、越津が看護婦長になって三二年四月に定年退職した。

前に述べた男性看護人は、日誌には出てこないので駒込病院にはあまり在職してはいなかったと思われる。その原因は精神科病院や慢性感染症病棟と違って、入院患者の体が衰弱しているので腕力や体力を必要とする場面が少なかったからだろう。もちろん逃走したときは看護婦も追いかけるが、最後は当直医師の出番だったようだ。

4　治療

次に治療の実態をみていこう。一九〇〇年三月二十三日の日誌には、医長はじめ、同僚同席の指示のもとに、ジフテリア患者に気管切開を施行したとある。術後の経過はよかったとあるが、亡くなったようだ。この日誌で「気管切開」がはじめて登場したが、駒込病院での初の治療ではないかと考えられる。ジフテリアで窒息寸前の患者を救うために気管切開をおこなって挿管して、鳥の尾羽で気管を刺激し、詰まった偽膜を排出させ空気が通る道を確保するという治療である。

ジフテリアは、ジフテリア菌からのジフテリア毒素によって起こる上気道粘膜の感染症だが、他の部位が侵されることもある。保菌者の咳などによって飛沫感染する。発症するのは一〇パーセント程度で、ワクチンによる予防接種を受けていれば感染を起こさない。喉頭部の腫脹や偽膜によって窒息死することもあり、それを防ぐために気管切開をおこなうのだ。

ジフテリアには当時、血清療法が開発されていたが、当時の社会に完全には浸透していなかった。そのためか、日誌にはジフテリアをめぐる事件が記されているので紹介しよう。

一九〇七年二月二十五日、入院したジフテリアの乳児が、しだいに呼吸困難を起こして唇が青くなりチアノーゼを起こした。これは血液のなかの酸素が少なくなり、皮膚や粘膜が青黒くなる症状である。確かに気管切開の適応の事例だが、生後十カ月の乳幼児なので治療したとしてもその後の状態があまりよくないと考えて、主治医も判断に迷った。いろいろ治療したが効果が認められないので、午前一時十分、気管切開以外に救う道はないと判断して、母に許可を得ようとした。同意をとろうとしているところから、日本は昔から法律にのっとって医療をしていたことがわかる。

母親はこう言った。「私は嫁で姑もあり夫もある身なので、一人で決めるわけにはいきません。夫を早く呼んでください」。そう言って泣きだしたので、その当時の杉本リセ看護婦長は、「とてもそれまで待てないよ、お前さんで考えなさい」と説得するが泣くばかりだった。気管切開を許可する気が全くないようなので、医師・看護師ともに病室を一時的に離れた。「あんなわからず屋は仕方がありません。でも先生、あれは気管切開をやってもダメですね」。婦長は例の口調で話したとあるので、明治の感染症最前線の婦長は落ち着いていたのだろう。しばらくして午前一時四十分、症状はますます重くなって、ついに亡くなったとある。

ちなみに、一八九九年六月一日、議会を通過した看護婦法案は同日に施行され、看護婦は同法案のもとに勤務することになった。東京府は、看護婦に試験制度を導入して免許制としたのである。府令第七十一号よって看護婦規則を制定して、一九〇〇年十月一日から実施することになった。

5 精神科病院の弱さ

精神科病院と高齢者病院、高齢者施設は現在も感染症に対して大変弱い。高齢者は、体が衰弱して合併症などをもっていて動けないからである。一方、精神科病院は閉鎖病棟や閉鎖病室があるため、感染症に弱かった。日誌にも多数の精神患者が入院した記録が載っている。

――明治三十六年一月二十八日、巣鴨病院よりチフス一人入院。――

日誌に登場した東京府巣鴨病院は精神科病院で、現在の都立松沢病院の前身である。呉修三が書いた『わが国における精神病に関する最近の施設(18)』に詳しいので、現代語訳版から引用する。

明治初年には、東京府下での精神病者は、五年創立の養育院内に収容されるだけで、他に施設もなかった。だが七年東京に府下病院（東京府病院[19]）が建設され（略）（図54）（略）十一年七月に脚気病院とてん狂院〔精神科病院の昔の呼び方：引用者注〕設立の計画があるのを、宮中がお聞きになり、宮内省から十一年四月二十三日に、二病院の創立費として、金二万三千円が下賜された。

明治十二年七月、恩賜金の一部（脚気病院は設立に至らず中止になった。そのなかから一万四千七十六円七十二銭一厘を、てん狂院設立として使用し、残りを東京府から宮内省へ返納した）で、当時上野公園のかたわらの養育院の病室を分割して、てん狂院とした（入院定数百人、うち施療[20]七十人）。

まず養育院にいた精神病患者五十人を収容し、地方税で維持を図ることになった。これが今日の東京府巣鴨病院の成り立ちである。（略）

当時、仮てん狂院は、現在の東京美術学校[21]校舎の裏手にあったが、このときに移ったのは現在の東京美術学校脇釈迦堂[22]の隣地[23]である。明治十三年四月、病室一部の増築と元養育院女子部の一部分の転用で回復患者の収容室を作り、二十七日に落成した。五月から婦人患者四十五人を移し、六月に入り男子患者十四人を移した。（略）

病室所在地は文部省用地で、同省がしきりに返還を求めるので、東京府はついに議決をして本郷区[24]東片町[25]一番地を調べて、新築に着手し八月に落成した。

八月三十日に移転し東京府癲狂院と称した。そこは当時、今日のように繁華街ではなく敷地もまた広く豊かで、東上野に面し眺望が大変よく、規模も前に比較すると広大で、患者百五十人を入院させられ

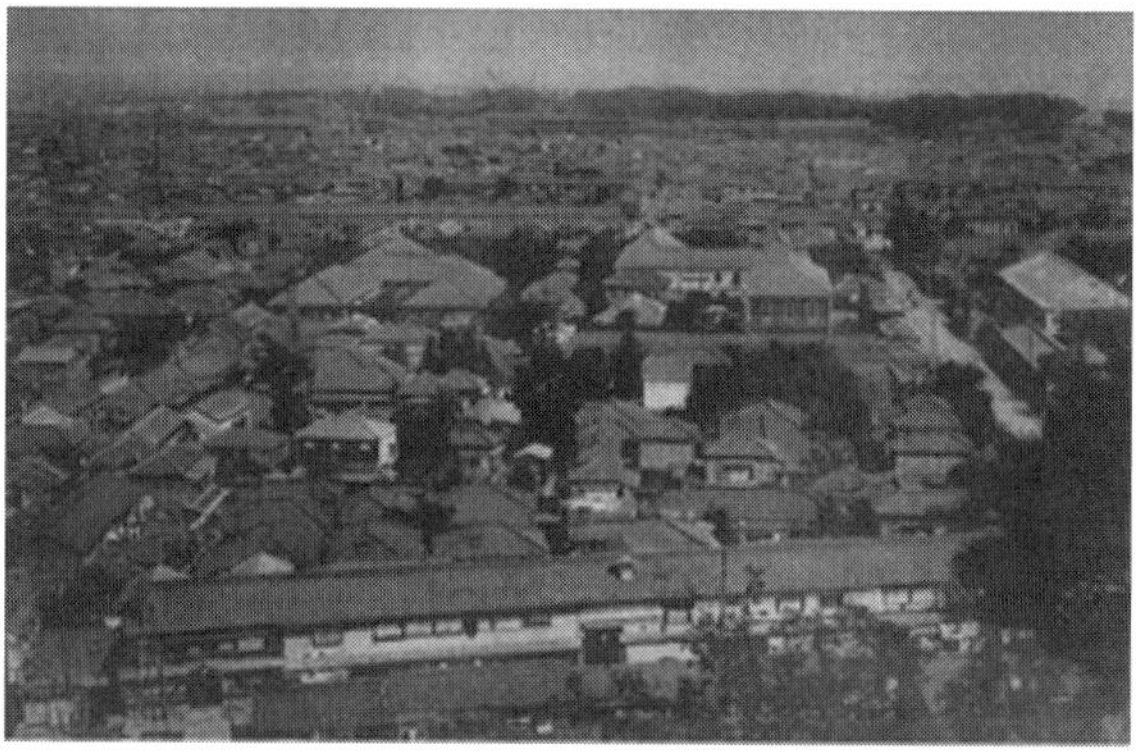

図54　愛宕山からみた東京府病院、現慈恵会医科大学の場所
（出典：石黒敬章『明治の東京写真 新橋・赤坂・浅草』角川学芸出版、2011年）

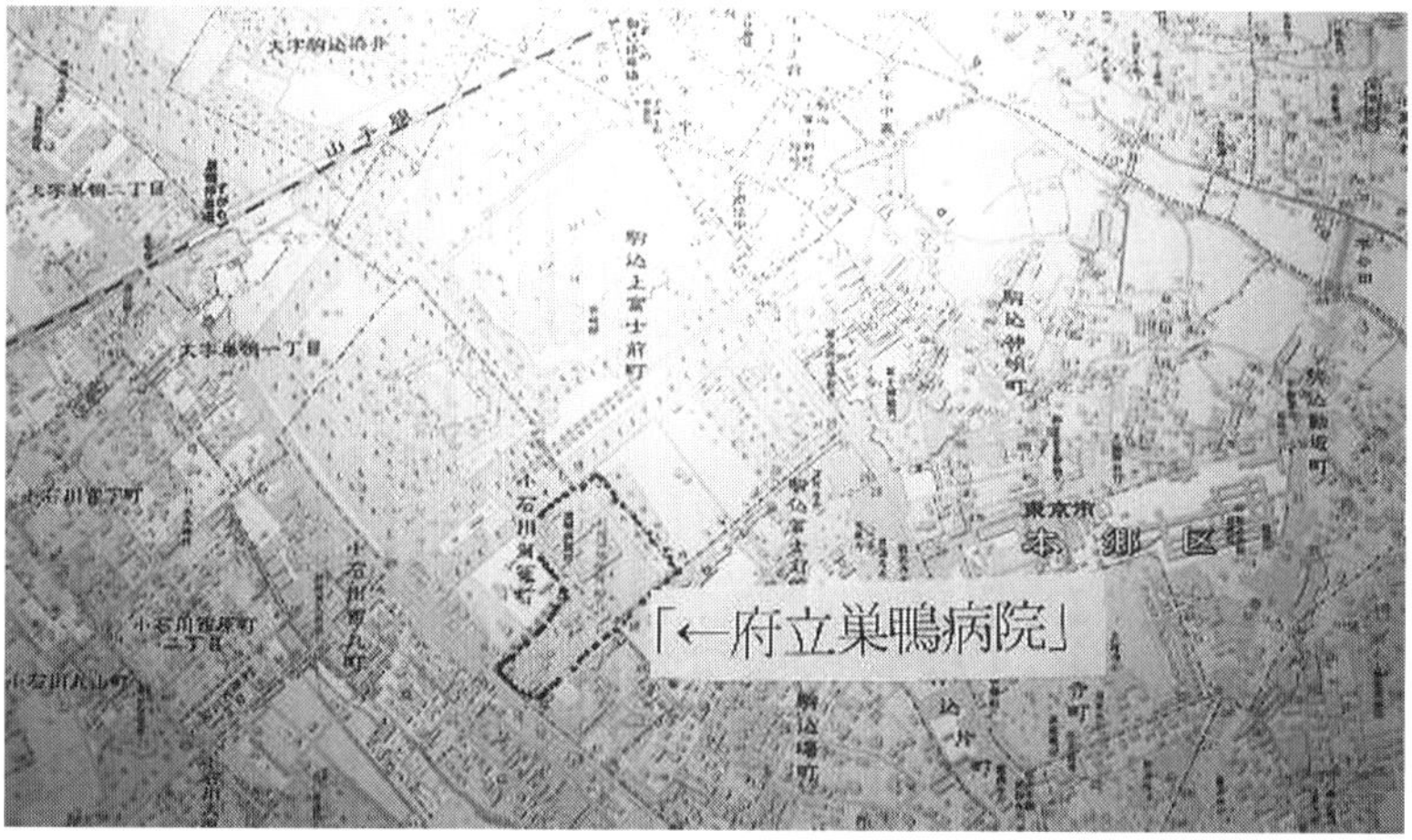

図55　府立巣鴨病院の1907年の地図

る（敷地は三万二百六十四坪三合三勺三才、建坪は六百八十二坪五合、工費は二万五千五百五十五円二十銭六厘）。（略）

明治十七年六月に、東京府癲狂院の敷地は官内省所属、弥生社[26]の射撃場に隣接[27]して、試射の音響が近くで聞こえ、大変激しく発射の銃弾がしばしば院内に飛んでくることがあった。治療上の妨害が多いので、安静の地に移す議論があり、（略）場所を巣鴨の駕籠町四十一番地とし、敷地一万七千二百四十八坪八合三夕を購入し、病院の建築に着手する（略）。

明治十九年六月に新築落成し、二十日に移転する。[28]（図55）

図55の左上に現在のＪＲ山の手線が通り、巣鴨駅がある。日誌には別の病院も登場している。

明治三十六年十一月十二日、牛込区戸山病院から、赤痢の精神病患者が十一人入院する。重症者が多い。

ここにある戸山病院は戸山脳病院のことである。この病院についても『わが国における精神病に関する最近の施設』に詳しいので紹介しよう。

戸山脳病院[29]（東京市牛込区若松町百二番地）

明治三十二年十一月、吉山武三の認可を得て、三十三年二月五日に開院し、三十七年七月に吉山の死亡後は、杉村正謙が引き継ぎ、収容現数は百五十人である。

院主は松村正謙（明治十九年警視庁警部、明治二十二年三月非職）で、院長医学士・森繁吉は、明治三十六年東京医科大学を卒業し、三十八年十二月から院長である。建造物は六百二十坪、二十四棟で、病室数は八十七室、入院定数二百二十三人で、現在入院数は、男女合計百七十五人である。(30)

明治三十九年八月三日、王子精神病院から、赤痢患者十数人の入院があった。
同日、戸山の精神科病院から赤痢患者二人が入院、一人は患者で一人は看病人だった。看病人に詳しく聞いてみると、同院で赤痢患者一人が亡くなったという。ただ死後に赤痢だっただろうという噂で、現在、他に患者はいないという。

看病人と日誌には書いてあるので、前に説明した看護人だと思われる。日露戦争も終わり、精神科病院で働いていたのだろう。王子脳病院についても、『わが国における精神病に関する最近の施設』から引用しよう。

王子精神病院(31)（東京府北豊島郡瀧野川村、西ヶ原八百八十九番地）

明治三十四年五月小峰善次郎が認可を得て、九月二十八日開設し、四十三年、四十四年に増築した。院長は更迭七回（医学士・寺田織尾、田村化三郎、門脇真枝など）で、現院長・小峰茂之（明治十六年生まれ。三十六年東京医学専門学校卒業、三十八年十一月に医術開業試験と第五月東京医科大学精神病選科生、四十年九月同教室の介補、十月東京府巣鴨病院医員となった。三十九年三月院長に就職し、四十三年三月から東京高等師範学校校医となった。四十三年三月に伝染病研究所講習を講習する）になった。

病院敷地は千三百七坪、建設物四百三十九坪、病室五棟五十三室、収容定数は百八十八人で、うち、精神病百二十七人、脳病六十一人、現在入院数は約百五十人、うち、精神病百三十人、脳病二十人である。(32)

明治三十九年十一月十二日、大隈重信伯爵邸でおこなわれた精神病者慈善園遊会に、医師二人が招かれた。

園遊会の日時も、『わが国における精神病に関する最近の施設』の記述と一致した。駒込病院は精神障害者の感染症治療に寄与したとして招かれたのである。本節の最後に、精神病者慈善救治会について紹介しよう。

精神病者慈善救治会で、西洋では精神病院が国内の至るところに建設されていて、多くの慈善事業のなかでも精神病者に関するものが多い。この会合も同じ趣旨で生じたものであり、成立と事業を記載する。(33)精神病者慈善救治会は、明治三十五年十月上旬、東京帝国大学医科大学教授と、民間の医師・伯の妻と、すでに慈善事業界で名の知られた人など、三十人あまりの夫人が発起人となった。(略)十一月二十九日、上野公園東京音楽学校で、資金募集のために慈善音楽会を開いた(略)(略)三十八年六月に会長一人を置くことを議決し、十一月一日に大隈重信夫人の綾子を会長に推薦し、承諾を得てそれ以来しだいに会が隆盛した。(略)

本会の規則中の綱領を挙げれば

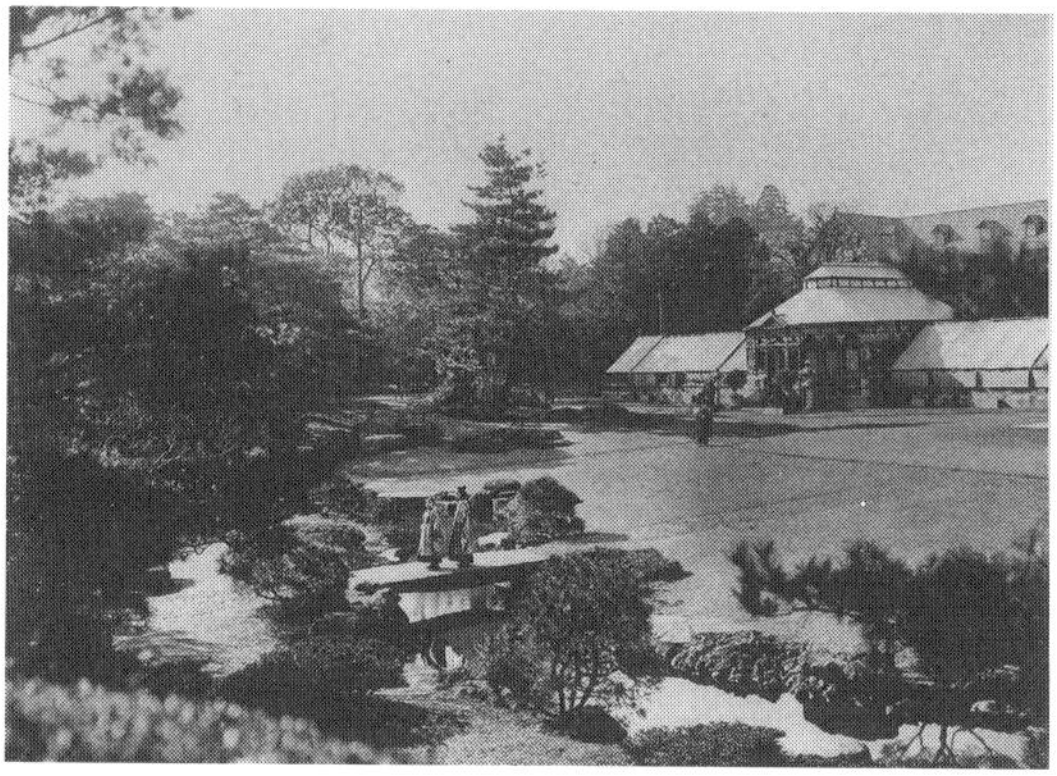

図56　大熊伯爵邸
（出典：早稲田大学編集部編「早稲田」1909年4月号、早稲田大学出版部、29ページ）

第一条、本会の目的は慈善の道心により、精神病者で貧困な者の治療、看護を補助するにある。（略）

明治三十五年十一月、東京音楽学校で慈善音楽会を開き、三十六年六月七日と三十八年十月二十九日には、東京府巣鴨病院内で慈善園遊会を挙行した。
明治三十九年十一月十二日と四十年十一月十六日、大隈伯爵邸内で慈善園遊会を挙行した。[34]（図56）

6　逃亡他さまざまなこと

ここまで、避病院の組織、感染例、医師やスタッフの様子、治療の実際をみてきた。また、感染症に弱い当時の精神科病院について紹介した。本章の最後は、患者の逃亡や警察とのやりとりなど、感染症にまつわるトラブルを取り上げる。日誌には逃亡に関する次のような記述がある。

明治三十三年九月二十四日、第二病棟の○高○男、八時頃に雨のなか逃走して、いまだ行方不明。
明治三十六年七月二十八日、午後九時頃、第三病棟東、患者○川○蔵、チフスとして入院したが、マラリアの疑いがあり。看護婦の隙をみて逃走する。院内・院外をくまなく探すが見当たらない。いろいろな警察と区役所に依頼するが、朝になっても何の返事もない。本人は先頃、養育院を逃げ出したという。

明治三十六年八月六日、午後八時半、第七病棟、赤痢患者○島が逃走したというので、驚いて病棟に向かうと、看護婦が総出で探している。院内全部を探したが見つからず、午後十時半を過ぎていた。事務から警視庁その他の警察に連絡した。

午後十二時、警視庁から連絡があり、○島、赤痢を本所で捕まえたと。すぐに裏門〔警備の者か：引用者注〕に命じて本所に向かわせた。午前二時半頃、帰院する。不幸中の幸いだった。

明治三十六年九月十日、暑さ激しく、医局の温度計は三一度だった。昼間は入院もなく死亡もなく大変に平穏だった。だが、逃亡の疑いで警戒していた第二病棟東の患者○比が、夕方から看護婦の隙をついて病室を出たので、笛の非常通知をするとともに非常線を張ったところ、看護婦に取り押さえられ病室に戻された。理由を聞くと、第一に空腹に耐えられなかった。第二に去っていった妻が行方不明で捜索願を看護婦に依頼したのに、少しも取り合ってくれないことが最大の原因だと、ああ《(マヽ)》。

夕方の捕り物が終わり、午後九時半頃から入院が相次いで赤痢五人、チフスが一人来た。最後の入院は午前二時。午前八時十五分、○藤・コレラ死亡。

明治三十九年八月三十一日、今夜は無事な様子だったから安心して医局に帰って、足を踏み入れようとした瞬間、第六病棟西の〇田、逃走の警報が響いてきた。そら始まった、他の先生にもそのことを報告して、さっそく受付を横切って裏門から消毒所のところを駆け抜けて裏のほうに走った。影も形もないので他の先生とあちらこちらを探したが、八時頃には医局に引き揚げてきた。それから二、三人の入院があった。

午後十時、本所警察署から〇田を取り押さえたとの電話がきて、十二時前に他のチフスと同時に診察室に到着した。聞けば、やはりおなかがすいてたまらなかったのだという。私たちが誠心誠意、治療に力を尽くしていることを少しも感謝しないことをとがめはしない。食事制限などをして、彼らの病気が治るものだと自覚してくれればいいのである。ただ、彼らはまるで飢え死にでもさせるように誤解しているのが情けない。治療に差し支えない範囲ですべてのものを十分に与えているにもかかわらずこのような誤解をするのは、避病院をいやがる観念が先入観になっているからである。〇田は満州で強いロシアと戦った勇士だとは、なおさらがっかりさせる。

患者の様子やスタッフの苦労がよく伝わってくる。日誌には他の事例もある。一九〇八年三月二日、第二病棟の痘瘡の患者が一人逃亡を企てたが、間もなく浅草署の警官が捕まえたとある。これを読んだとき、患者の無鉄砲さと警察の敏腕さに驚いた。痘瘡は空気感染するので、警官も一歩間違えれば自分も感染するところだったからだ。実際、〇八年六月十八日には、警察の検疫の医師が痘瘡の検疫中に感染して入院し、六月二十四日の明け方に亡くなっている。

一九〇七年末から〇八年はじめにかけて痘瘡が大流行した。駒込病院が満床になったので、本所・広尾・

大久保病院を開いて対応した。しかし、患者が増え続けたので、深川区（現・江東区）の平久町[35]の埋め立て地に三棟百五十床の病棟を急遽臨時に設けて、仮設深川病院として患者二百七十五人を入院させた。なお、五月十五日には閉院して取り壊しになったようだ。

また、それぞれの分院に医師を派遣したために医師の不足が起きた。大学の内科・小児科からの応援を得てかろうじて急場をしのいだとある。それ以外にも事件が起きたようで、大久保病院に前から感染症病院の存続に反対していた住民が放火した。また、深川病院では任侠と呼ばれる者がしばしば押しかけて脅迫を加えたという。駒込病院では、入院患者が二千百六十八人ではじめて年間二千人を超えた。一九〇八年三月十九日には、小石川区死病院御中と書かれたハガキが舞い込んだともある。いやがらせも多かったことが見て取れる。

明治四十二年八月二十三日、夜中に第二病棟西の〇田、女性、精神症状を起こして二枚の窓ガラスに頭をぶつけて打ち破った。そのうちの一枚から体を出したが、場所が狭いので腰で止まった。抜くこともできないで大騒ぎになった。もしお尻が小さかったり、看護婦の発見がもう少し遅れたりしたら、彼女は真っ逆さまに落ちて大事件になったと思うとぞっとする。

逃亡はこれ以外にも多数記載されている。見つかった人もいれば、そうでない人もいた。日誌の性格上、それらは丹念に記録されている。感染症患者を強制的に隔離すると、このように多くの問題が噴出した。

駒込病院の大変さの一つは、『青葡萄』にも書いてあるが、感染症患者の家から届け出を受けてからその地区の区役所の衛生係と警察に書類が回り、その手続きが終わってから移送されるので、病院に着くのが夜になることだった。一八九九年七月十七日の日誌には、困り果てた医局員の記載がある。「駒込病院の入院とかけて、ノルドのお客ととく。その心は　夜になるとくる」。ノルドとはドイツ語でNord、北という意味である。日誌もドイツ医学全盛の頃で、ときには隠語がわりにドイツ語が盛んに書かれている。江戸で北といえば吉原、南といえば品川の遊郭を指すと落語にも出てくる。それをもじったものだろう。盛り上がったようで、連日、日誌欄外に付け加えて「大名の登城ととく、心は　おかごでくる」など数編が書き加えられている。

明治三十九年五月二十八日、院長が午後に登院、午後に衛生課長難波と欄根先生が来る。役人が出張してきたのは、第二病棟に赤痢で入院中の○淵のことである。家族が同患者は付き添い看護婦のために拘束を受けていると訴えたので、取り調べのためだという。
○淵は当直者の受け持ちで、拘束といえばそれは事実だ。だがこの患者がベッドから転落するのを防ぐのと、患者が好んで室内で排便するのを防止するためだけである。彼らに丁寧に説明して、現場を見せた。

明治三十九年八月十四日、夕方に第四病棟の○沢○吉なる患者が来る。十五日、徴兵検査の命令があった。それまでに診断書を出す必要がある。そうでないと軍法会議に回されると泣きつかれたが、在院証明書では役に立たないという。一応診察のうえ、ごく簡単なものを一枚書いた。

明治三十九年十月十九日、第五病棟西、女性、明け方ヒステリー性痙攣（?）《ママ》を、起こす。

ここで紹介したように、隔離拘束の患者と家族への説明、診断書作成、明け方に容態が変容する患者への対応など、当直日誌にはさまざまな問題点とトラブルが載っている。明治期の避病院内の諸事情や感染症についてリアルに知ることができるだろう。現在の医療機関の苦労と重なる部分もあって興味深い。いまの感染症をめぐる医療体制は、こういった避病院の努力が礎になって花開いたのだと思う。

注

（1）磯貝元編『明治の避病院――駒込病院医局日誌抄』思文閣出版、一九九九年

（2）大蔵省印刷局編「官報」第九百三十一号、大蔵省印刷局、一八八六年：「国立国会図書館デジタルコレクション」（https://dl.ndl.go.jp/info:ndljp/pid/2944154/2）［二〇二〇年六月十四日アクセス］。また、高崎五六は一八三六年四月四日生まれ、九六年五月六日没。薩摩藩士、大久保利通に用いられ元老院議官、東京府知事。

（3）大蔵省印刷局編「官報」第千四号、大蔵省印刷局、一八八六年：「国立国会図書館デジタルコレクション」（https://dl.ndl.go.jp/info:ndljp/pid/2944238/2）［二〇二〇年六月十四日アクセス］

（4）大蔵省印刷局編「官報」第九百七号、大蔵省印刷局、一八八六年：「国立国会図書館デジタルコレクション」（https://dl.ndl.go.jp/info:ndljp/pid/2944127/2）［二〇二〇年六月十四日アクセス］

（5）「東京都立墨東病院」ウェブサイト（http://bokutoh-hp.metro.tokyo.jp/hp_info/gaiyou_enkaku.html）［二〇二〇年六月十二日アクセス］

（6）「東京都立大久保病院」ウェブサイト（https://www.ohkubohospital.jp/about/outline/）［二〇二〇年九月二十八日アクセス］

（7）大蔵省印刷局編「官報」第千一号、大蔵省印刷局、一八八六年：「国立国会図書館デジタルコレクション」（https://dl.ndl.go.jp/info:ndljp/pid/2944236/1）［二〇二〇年六月十四日アクセス］
（8）東京都立広尾病院：東京都渋谷区恵比寿二丁目三四番一〇号
（9）正宗白鳥「避病院」『正宗白鳥全集』第六巻、福武書店、一九八四年、前掲「避病院覚書」
（10）「中国福建省で6階建てホテル倒壊　数十人生き埋め　新型コロナ濃厚接触者隔離施設」「毎日新聞デジタルニュース」二〇二〇年三月七日配信（https://mainichi.jp/articles/20200307/k00/00m/030/228000c）［二〇二〇年九月二十八日アクセス］
（11）「レファレンス協同データベース」（https://crd.ndl.go.jp/reference/detail?page=ref_view&id=1000103380）［二〇二〇年三月二十五日アクセス］
（12）滝頭町に移転：神奈川県横浜市磯子区滝頭一丁目二番一号
（13）水原完「談話室　大阪桃山病院ができたころ」「生活衛生」第二十九巻第六号、大阪生活衛生協会、一九八五年
（14）感染症法：正式名称は「感染症の予防及び感染症の患者に対する医療に関する法律」。
（15）前掲「談話室　大阪桃山病院ができたころ」三三四―三三六ページ
（16）養育院：一八七二年、東京府知事、大久保一翁は七分積金（江戸幕府から引き継いだ救貧基金）で養育院を開設、十月十五日に本郷の加賀藩空き長屋を仮施設としたが、七三年二月に上野の護国院の一部の敷地とお堂を買い受けて開院した。
（17）「はじめに」、前掲『明治の避病院』所収、ⅷページ
（18）呉秀三、金川英雄訳・解説『［現代語訳］わが国における精神病に関する最近の施設』青弓社、二〇一五年
（19）東京府病院：一八七四年五月二日に、救貧病院である東京府病院が愛宕町に開院するが、八一年七月、廃院。コレラの大流行で一時、避病院になっていた。その後払い下げられ、八二年八月、有志共立病院開院、八七年、

東京慈恵医院（現・慈恵医科大学）になる。

(20) 施療：貧しい病人などを無料、あるいは大変安い代金で治療すること。

(21) 東京美術学校：一八八七年に東京府に設立された官立（唯一）の美術専門学校。第二次世界大戦後、新制東京芸術大学に包括された。同美術学部の前身。

(22) 東京美術学校脇釈迦堂：護国院本堂（東京都台東区上野公園一〇丁目一八番）は釈迦堂とも呼ばれ、一七二二年三月の再建。

(23) 隣地：一九二四年に第二東京市立中学校として設立、現在は都立上野高等学校がある。

(24) 本郷区：一九四七年三月十五日に小石川区と合併して文京区を新設。

(25) 東片町：一九六四年八月一日に西片町になる。もともとは一八七二年に尾根道の中山道（本郷通り）を挟んで、街道の東側を東片町、西側を西片町と名づけた。

(26) 弥生社：文京区弥生の地名からこの名がついたのだろう。町の区割りはいまでも長方形で、射撃場だった名残をとどめている。ここから土器が出たため、弥生式土器と弥生時代の名がついた。地名は、元の屋敷内の徳川斉昭の歌碑が弥生（三月）を詠み込んだことによる。

(27) 射撃場に隣接：軍事演習のため。幕府崩壊後、敷地面積が大きい大名屋敷が空き家で広がっていた。

(28) 前掲『[現代語訳]わが国における精神病に関する最近の施設』一二八―一四六ページ

(29) 戸山脳病院：病院跡を現地調査した。敷地は細分化され住宅街だが、東には警視庁第八機動隊、北には統計局や新宿中学があり、公的施設に囲まれている。国立国際医療センター、元・第一師団駐屯地（第一衛戍病院、つまり陸軍病院があった）との間には現在は統計局があり、その間に細い道がある。衛戍病院と精神科病院の強いつながりを感じさせる。しかも松村正謙は警視庁警部だった。一九二九年二月十五日から十六日、患者の失火で病院が全焼して、借地だったので廃院になった。

(30) 前掲『[現代語訳]わが国における精神病に関する最近の施設』二〇三ページ

（31）王子精神病院：一九〇八年に王子脳病院と改称、当時は脳病院のほうが新鮮だった。四〇年に瀧野川病院と改称、四五年四月に焼失して廃院になる。
（32）前掲『［現代語訳］わが国における精神病に関する最近の施設』二〇三―二〇四ページ
（33）伯：伯爵のこと。
（34）前掲『［現代語訳］わが国における精神病に関する最近の施設』二八〇―二八四ページ
（35）平久町：東京都江東区木場一・六丁目

第7章　感染症最前線の記録――埼玉病院から

1　スペインかぜについて

ここまで避病院の近代を掘り起こして、医学や人々が感染症にどう向き合い、対応してきたのかを明らかにしてきた。本章では、筆者が勤務している国立病院機構埼玉病院[1]（以下、埼玉病院と略記）を中心に、二〇二〇年の新型コロナについて考察する。

新型コロナに最も近いのはH1N1亜型インフルエンザウイルスによるスペインかぜだろう。流行したのは第一次世界大戦中で、多数の死者を出した。人類は集団免疫力を身につけることでそれを乗り越えたのである。

新型コロナの感染が拡大していた二〇二〇年の春に、「スペインかぜで子どもを亡くした与謝野晶子が百年前に「感冒の床から」という小文で、都市封鎖を強く主張した」という情報が流れ、インターネットなどのメディアに拡散した。情報拡散の問題点という観点から、これを取り上げる（図57）。まず、「感冒の床から」を実際にみてみよう。

感冒の床から

今度の風邪は世界全体に流行つているのだと云ひます。風邪までが交通機関の発達に伴れて世界的になりました。

この風邪の伝染性の急劇なのには実に驚かれます。私の宅などでも一人の子供が小学から伝染して来ると、家内全体が順々に伝染して仕舞ひました。唯だ此夏備前の海岸へ行つて居た二人の男の子だけがまだ今日まで煩はずに居るのは、海水浴の効験がこんなに著しいものかと感心されます。

東京でも大阪でもこの風邪から急性肺炎を起して死ぬ人の多いのは、新聞に死亡広告が増えたのでも想像することが出来ます。文壇から俄に島村抱月さんが亡つたのも、この風邪の与えた大きな損害の一つです。

盗人を見てから縄を綯う〔どろぼうを捕まえてから縛るなわを作るような後手に回ること：引用者注〕と云ふやうな日本人の便宜主義がかう云ふ場合にも目に附きます。どの幼稚園も、どの小学や女学校も、生徒が七八分通り風邪に罹つて仕舞つて後に、漸く相談会などを開いて幾日かの休校を決しました。どの学校にも学校医と云ふ者がありながら、衛生上の予防や応急手段に就て不親切も甚だしいと思ひます。米騒動が起らねば物価暴騰の苦痛が有産階級に解らず、学生の凍死を見ねば非科学的な登山旅行の危険が教育界に解らないのと同じく、日本人に共通した目前主義や便宜主義の性癖の致す所だと思ひます。

米騒動の時には重立つた都市で五人以上集まつて歩くことを禁じました。伝染性の急劇な風邪の害は米騒動の一時的局部的の害とは異ひ、直ちに大多数の人間の健康と労働力とを奪うものです。政府はなぜ逸早くこの危険を防止する為に、大呉服店、学校、興行物、大工場、大展覧会等、多くの人間の密集する場所の一時的休業を、命じなかつたのでせうか。そのくせ警視庁の衛生係は新聞を介して、成るべく此際多人数の集まる場所へ行かぬがよいと警告し、学校医もまた同様の事を子供達に注意して居るのです。社会的施設に統一と徹底との欠けているために、国民はどんなに多くの避らるべき、禍を避けずに居るか知れません。〔のちに紹介するテレビ番組は、この段落をナレーションで朗読した：引用者注〕

今度の風邪は高度の熱を起し易く、熱を放任して置くと肺炎をも誘発しますから、解熱剤を服して熱の進向を頓挫させる必要があると云ひます。然るに大抵の町医師は薬価の関係から、最上の解熱剤であるミグレニン〔鎮痛剤、現在は使われない：引用者注〕を初めピラミドン〔解熱、鎮痛薬だが副作用の問題で現在は使われない：引用者注〕をも呑ませません。胃を害し易い和製のアスピリン〔解熱鎮痛消炎剤、現在も使われる：引用者注〕を投薬するのが関の山です。一般の下層階級にあつては売薬の解熱剤で以て間に合せて居ります。かう云ふ状態ですから患者も早く癒らず、風邪の流行も一層烈しいのでは無いでせうか。官公私の衛生機関と富豪とが協力して、ミグレニンやピラミドンを中流以下の患者に廉売するやうな応急手段が、米の廉売と同じ意味から行はれたら宜しからうと思ひます。平等はルッソオに始まつたとは限らず、孔子も『貧しきを憂ひず、均しからざるを憂う』と云ひ、列子も『均しきは天下の至理なり』と云ひました。同じ時に団体生活を共にして居る人間でありながら、貧民であると云ふ物質的の理由だけで、最も有効な第一位の解熱剤を服用することが出来ず他の人よりも余計に苦しみ、余計に危険を感じると云ふ事は、今日の新しい倫理意識に考へて確に不合理であると思ひます。（略）[2]

まず、与謝野晶子は、十二人の子どもをもうけたが、一九一七年に生まれた六男は出産二日後に亡くなっ

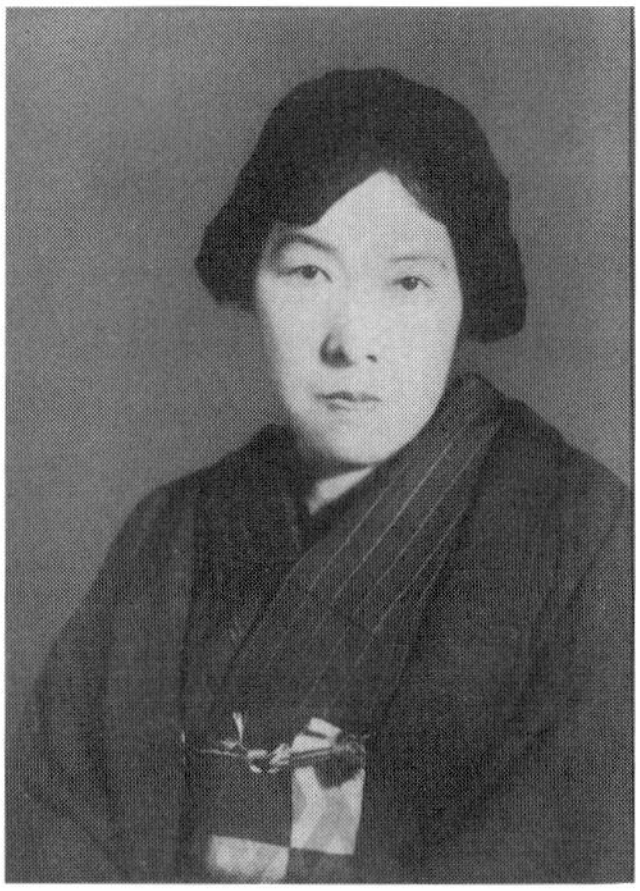

図57　与謝野晶子
（出典：「与謝野晶子」「近代日本人の肖像」（https://www.ndl.go.jp/portrait/datas/347.html）［2020年7月31日アクセス］）

ている。スペインかぜの流行は一八年から一九年なので、スペインかぜで亡くしたというのは事実と異なるだろう。

　また、「感冒の床から」から都市封鎖について記した部分だけを引用して、子どもを亡くした晶子が切実に訴えたとまとめると胸に迫るものがある。だが、与謝野は子どもをスペインかぜでは亡くしていないし、「感冒の床から」をもう少し広い視点から読んでみると、論点は封鎖ではなく実名を挙げた薬についてであることがわかる。このあとも文章は続くのだが、話がよりそれるので省略する。

　なお、与謝野晶子の家族はスペインかぜにかかったが、全員回復している。子どもも感染したが、みんな元気になってこのときのインフルエンザに耐性をつけた。文章の社会的背景と読み方によって、「感冒の床から」の印象はずいぶん異なってくる。

　あるテレビ番組(3)が「感冒の床から」を取り上げた。もしかすると、それがもとになって形を変えながらさまざまなメディアで情報が流れたのかもしれない。ちなみにそのテレビ番組は、音楽とともに当時の小学校の校庭やはかま姿の子どもの映像を流して、女性の声で「感冒の床から」を切々と朗読した。そして、それが終わった途端、「当時の日本の政府は、どうして休業などを強制的に命じなかったのだと思いますか」と女性アナウンサーがたたみかける。すると、見ている視聴者もなんとなくその気になってしまう。そのテレビ番組を批判しているのではなく、相手に情報がどう伝わるかはわからず怖い側面があり、伝達には注意が必要だということだ。

2　埼玉病院の経験

埼玉病院は、感染症患者が出た客船ダイヤモンド・プリンセス号の乗客を診ていた病院だが、途中で新聞をはじめマスコミ関係者が取材にこないことに気がついた。感染症の集団発生を起こした病院をめぐる報道でも、玄関を遠くから映す映像が多かった。誰でも感染が予想される場所に好んで行くことはない。新聞報道で集団発生を起こした病院や施設を取り上げても、手に入れた内部資料や新型コロナ陰性スタッフから職場以外の場所で聞き取りをした情報をまとめた記事が多いようだった。次に、集団感染を起こした病院の様子に目を向けよう。

関係者によると、クリーニング業者が未消毒のリネン類改修を拒み、一時期、院内の地下に山積みになった。業務を縮小した廃棄物回収業者に代わり感染リスクを抱えながら事務職員が廃棄物を集めた。自販機の水も全て売り切れ、補充されなかった(4)。

病院職員以外ほとんどすべてが病院への出入りを拒否した。感染症の場合、現場の問題点が情報として外部に流れないのは、このように人の出入りがなくなることも一因だろう。

埼玉病院は埼玉県和光市にある。埼玉県といっても、電車通勤する者は東京都である成増駅からバスで途

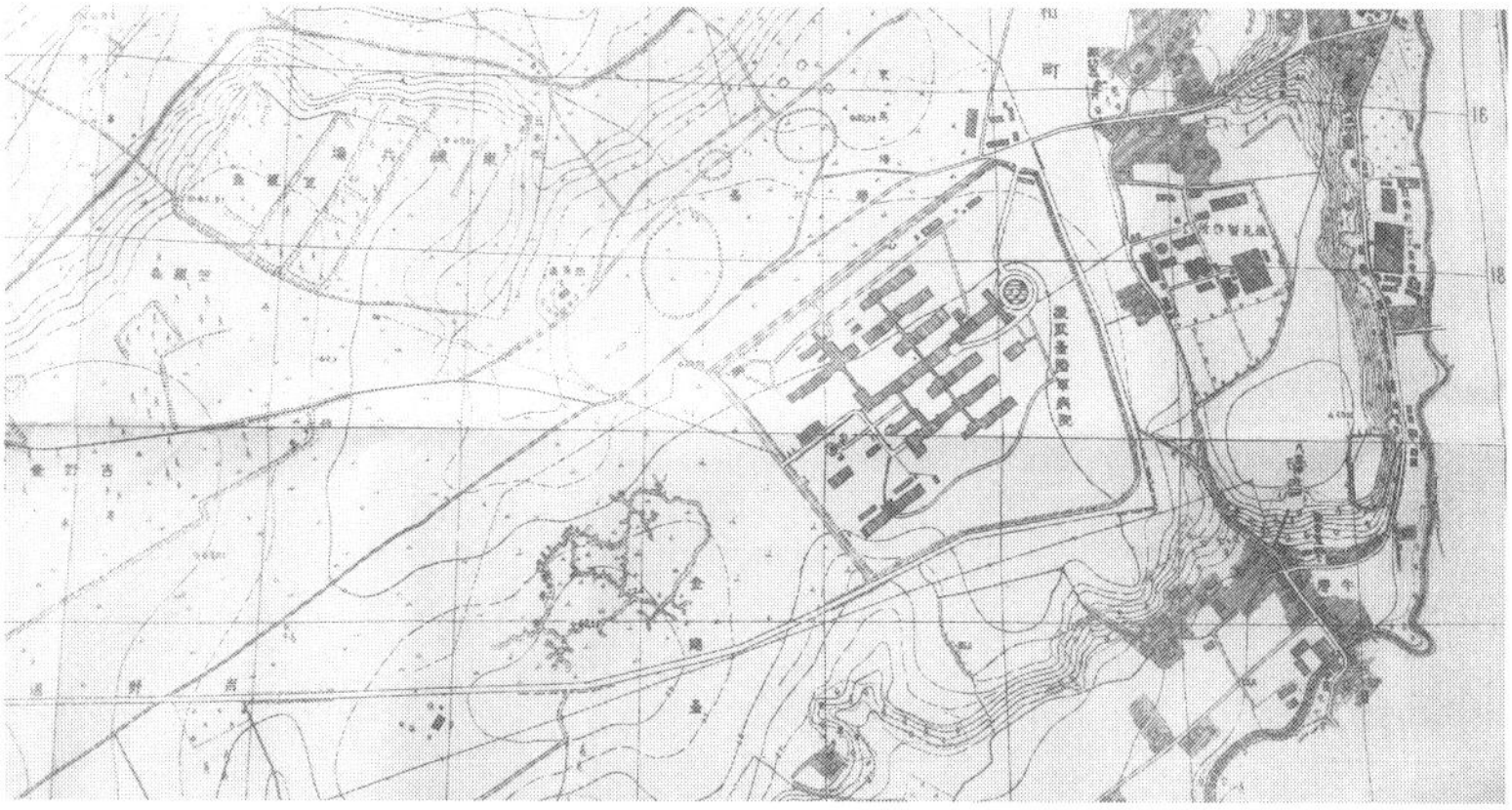

図58　地図（筆者撮影）

中の白子川を渡って病院に来る。つまり、埼玉県と東京都の境にある病院だ。埼玉病院の前身は、一九四一年七月二十日、士官学校の予科付属の白子陸軍病院として創設された。三〇年に東京の駒沢から日本最初のゴルフ場・東京ゴルフ倶楽部[5]が移転してきた。それを四〇年に買収して、四一年に陸軍予科士官学校が朝霞に移転してきた。士官学校は将校養成学校で、予科とは、現在の大学制度でいうと教養課程になる。卒業すると、当時、神奈川県座間にあった本科に進んだ。一九四三年に昭和天皇が行幸して、予科士官学校を「振武台」と命名した。このときに門の周辺を東京都に編入して、警備に警視庁が入った。警視庁と県警は、規模も予算も桁違いなのだ。

　軍隊は集団生活をしているので、感染症は脅威だった。新型コロナに対して若年層は抵抗力が強いが、なにぶん軍隊や警察は激務である。栄養状態がよくて日本のように陽性者が出たら休むのなら何も問題はないが、そうでない国は軍隊や警察でも感染症が蔓延したと考えられる（国防上の問題で公表されないことが多い）。二〇二〇年の夏も、沖縄県のアメリカ軍基地内で新型コロナが流行して、沖縄県内で大問題になった。

　振武台陸軍病院は基地ではなく学校に付属していたので、少し特殊な病院だった。傷痍軍人が多数入院していて、慢性患者を診る後方病院だったようだ。その象徴は正面玄関にある噴水（ジオラマの右下端）で、職員への聞き取り調査[6]で同じ場所で戦後の病棟新築のときまで水を噴き上げていたことがわかった。図58と図59が当時の地図とそれをもとにしたジオラマだ。地図では中央、ジオラマが病院で、現在の埼玉病院と位置は変わらない。地図の左端が予科学校で、その間の原っぱは訓練をする練兵場である。

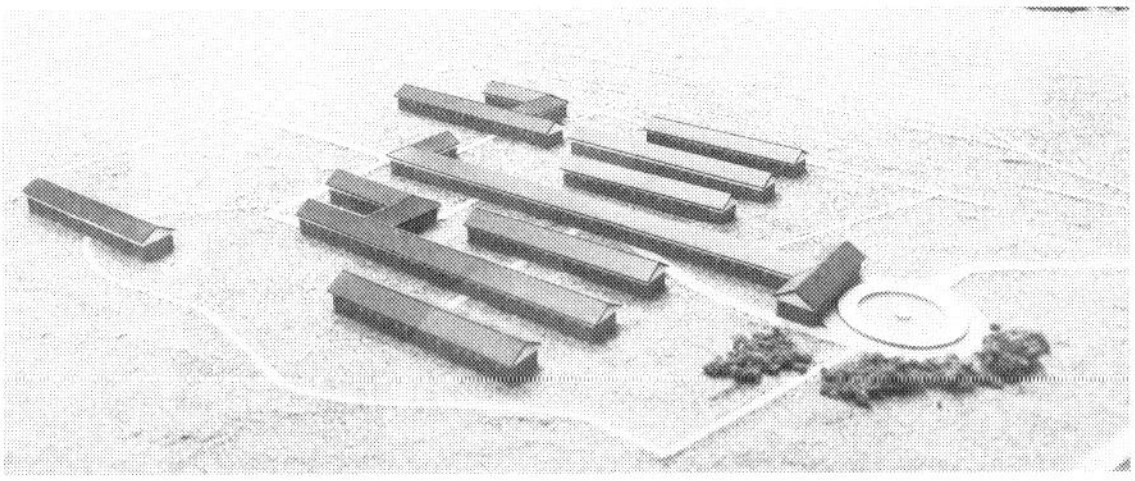

図59　ジオラマ（筆者撮影）

当時は駒込病院のように、「H」の字型に病棟を渡り廊下でつなぐ形式が普通だった。ジオラマと地図をよく見ると、噴水がある正面玄関の反対側に離れて立つ病棟がある。ここは建設当時に作られた感染症棟だと思われる。土地自体も広大なので、隔離しやすかった。その流れで戦後も埼玉病院に、昭和の時代までは感染症病棟があった。

病院自体は敗戦後、一九四五年十二月一日に国立埼玉病院として再出発したが、入院していた傷痍軍人の治療は引き続きおこなった。基地はアメリカ軍に接収されたあとに返還された。病院は陸軍病院から国立病院機構になり、その間にあった練兵場に税務大学や団地、小学校が建設された。裏手には公園もあり、豊かな自然が横たわっている。ダイヤモンド・プリンセス号の乗客の隔離にはうってつけの場所だともいえた。

長く勤める職員からの聞き取り調査によると、現在は売却された病院裏手の道路に面した場所にかつて感染症病棟があった。普段は閉まっていて、埼玉県で感染症が出るとここに収容され、県から医師と看護師が派遣されてきた。勤務して

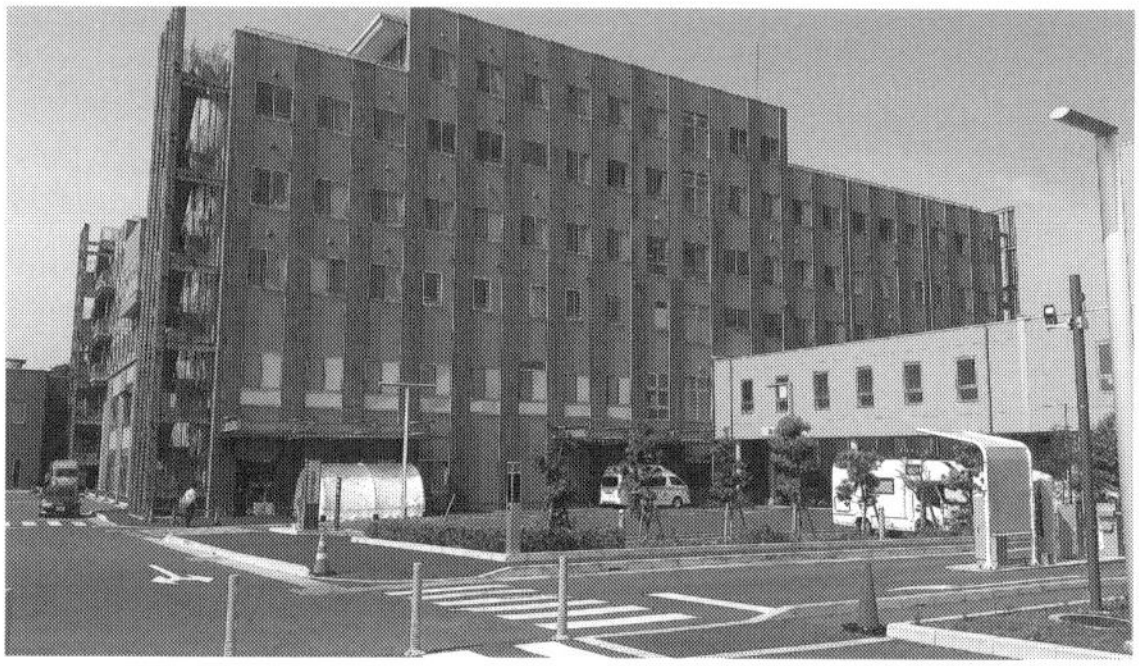

図60　埼玉病院と新型コロナ検査テント（筆者撮影）

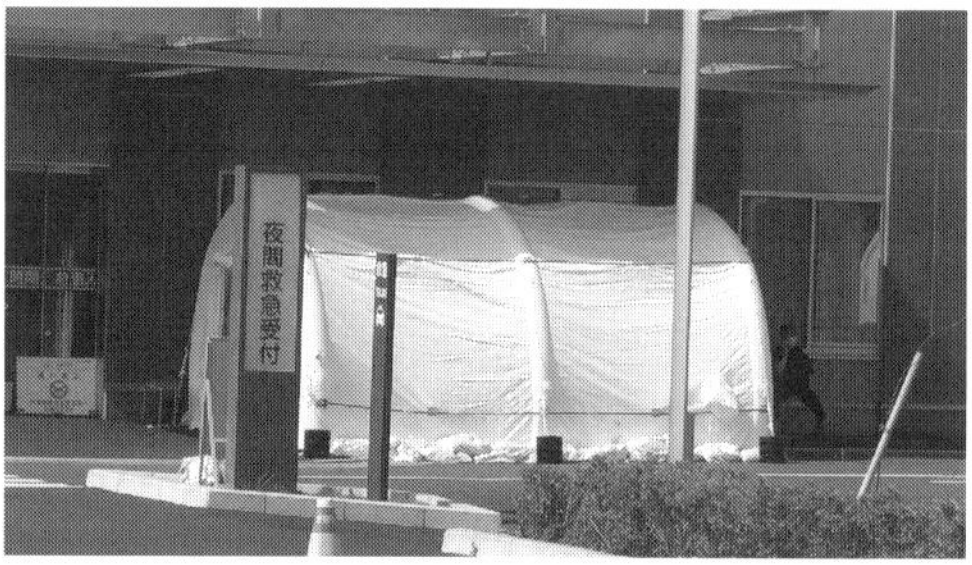

図61　検査テント拡大図（筆者撮影）

いた薬剤師によると、病院職員でない医師と看護師が病院薬剤室に薬を急に取りにきたらしい。感染症病棟のなかに入ったことがある別の職員によると、他の病棟と変わったことはなかった。正面玄関を通らずに、裏から出入りできたようだ。時は過ぎて、感染症病棟も噴水もいまはもうない。

　医療の救急システムを説明しておくと、一次救急は軽症患者（帰宅可能患者）、二次救急は中等症患者（一般病棟入院患者）、三次救急は重症患者（集中治療室入院患者）に対する救急医療を扱う。もちろんそれぞれで対応できない重症患者は、症状がより重い患者を診察する病院に転院させる。

　埼玉病院でも、新型コロナへの対応にはいろいろな問題が噴出した。感染症対策は本当に難しい。外来の検査で筆者が経験したのは、陰性だと一度認定された人が翌週に再検査希望で来院する問題だった。検査で陰性後に陽性になった人がいるなどのニュースが流れたせいだろう。もちろん病院は無条件で再検査したが、再検査者はみな一様に表情は不安そうだった（図60）。

　こういった一連のこと自体が悪いというのでは決してない。だが、感染症で対処方法が不明な時点では特殊な施設が必要である。受け入れる病院側の設備に限界があるからだ。図61が、途中で増設された新型コロナ検査テントで、屋外に設置された。向かって右から被験者が入って、左から重装備の医師が入る。真ん中にビニールの仕切りがあって、中央に窓があり、そこで検査をする。このような設備を増設して、流れ作業で検査数をこなせるようになった。また、地元医師会からの応援医師も来て大変助かった。さらに唾液で検査できるようになり、より多くの人の検査ができるようになった。検査体制が整わない場面で多数が押しかけたら、完全装備でおこなう検査は破綻することになっただろう。いろいろ批判はあったが、少なくとも当初は発熱などの基準を設けることは現場からみると必要だと思われる。

3　ダイヤモンド・プリンセス号の患者の受け入れ

二〇二〇年三月八日のニュースで、ナイル川クルーズ船の乗客・乗員四十五人が新型コロナに感染していると報道された。四十五人のうち十九人は外国人だが、国籍は明らかにされていない。船の乗客・乗員は計百七十一人で、うち百一人が外国人だったという(7)。

埼玉病院にも、三月に新型コロナ患者が入院(8)してきた。ニュースになった船で感染したのかどうかは確認していないが、同月にナイル川クルーズをした夫婦だった。重症化して、一週間弱で大学病院に転院していった。日本人の海外旅行者の間で同様の旅行中に感染者が多かったので取り上げる。イギリスの作家アガサ・クリスティが一九三七年に発表した推理小説『ナイルに死す』にも登場するが、ナイル川クルーズは遺跡をめぐる優雅な観光コースだ。ナイル川クルーズで感染が広まった原因を六つ挙げよう。

①換気が十分ではなかった。川のクルーズであるため、船も外洋船よりははるかに小型で、窓が開かない客室が多かった。
②エジプトまで往復するので最低でも八日ほどかかり、働き盛りの層はなかなか行けないので、六十歳以上の高齢者が多かった。
③乗船の合間に熱い砂漠の遺跡を観光するので、体力を消耗する。
④狭い船内でダンスタイムやショータイムがあり、人が密集した状態になる。
⑤途中で体調が悪くなっても、ナイル川の船上だったり特に南部は小さな町ばかりだったりで医療設備も乏しい。体調が悪くても、船に乗ったまま先に進むしかない。
⑥感染者をみると、二月二十日以降の参加者が大半で、この時期はまだ日本でもエジプトでも渡航禁止などの措置はなかった。ツアーが通常どおり催行されて、キャンセルすると手数料がかかるので、エジプト行きを強行した人が多かった。
つまり、体力が衰弱した人たちの密な閉鎖空間になってしまったのだろう。

4　都市封鎖

次に都市封鎖について検証しよう。新型コロナへの対応で都市封鎖を実行した中国だが、その後も新型コロナ感染患者の拡大は続いている。それ以外にも都市封鎖で感染を抑え込んだと報道した国があるが、感染者は増加している。

中国・北京市政府は六月十四日、新型コロナウイルス感染症の発症者が十三日午前〇時から十四日午前七時までに四十四人増えたと発表した。いずれも同市豊台区の食品卸売市場と関連があった。十一、十二日にも同市場に関連のある計七人の発症を確認しており「非常時に入った」と強調した。（略）五十人を上回ったのは四月十三日以来。(9)

このときはサケにウイルスがついていたと中国が報道して、北欧の国が抗議した。感染が再拡大したときにコンテナ病院をあらためて作ったという話は聞かないので、有効ではなかったということだろう。なかには一度国外に脱出した人間が、再び戻ってきたので感染を広げたと発表した国もあった。

感染症に関して政治的意図をもって発言しても、事実と異なる場合はかえって害になる。他の国が都市封鎖をしたからといって、島国である日本にそれが有効だとは必ずしもいえない。

例えば、伊豆半島の伊東や熱海などの場所ならその地域を封鎖することは簡単だ。両側の海岸沿いの道を封鎖して、背後の山道を抑えればいい。二〇二〇年六月十三日、修善寺駅から伊東駅に行くバスに乗ってみた。伊豆半島を横断したのだ。箱根連山の山と天城山地との境で、他の峠に比べて標高が低く緩やかである。修善寺側よりも伊東側のほうが峠付近まで人が住んでいる。しかし標高が高くなるにつれて人家は途絶え、切り通しで伊東市の背後の冷川峠を越えた。ここで封鎖するのは容易である。両側が崖になっているので、切り通しに人が一人立てばいいし、離れたところに新道にあたる県道十二号線が通っているが、そこも冷川トンネルを閉じれば事足りる。

それに対して東京都は複雑な形をしている（図62）。これをどのように封鎖するのだろう。例えば、筆者は埼玉病院に勤務しているが、池袋から東京都にある成増駅で降りて、バスで県境にある白子川を渡って埼玉県に入る。白子川は荒川に注ぐ小さな河川なので、橋が多数ある。朝霞駐屯地も一九四三年に昭和天皇が行幸したときに、門の周辺を東京都に編入したと書いた。そこは真四角になっている。東京都の境は地理的に複雑なのだ。

何日かに分けて、多摩川を河口から奥多摩湖まで、荒川も河口から秩父湖まで歩いてみたが、関東平野を封鎖するとしたら方法は一つだけである。多摩川と荒川で囲まれた地域を封鎖するのは可能だろう。歩いてみるとわかるが、大きな川なので橋の数が大変少ないのだ。だが、それらの地域を封鎖しても効果は何も得られそうにもない。小さな島国である日本は、大陸とは事情が異なるのだ。

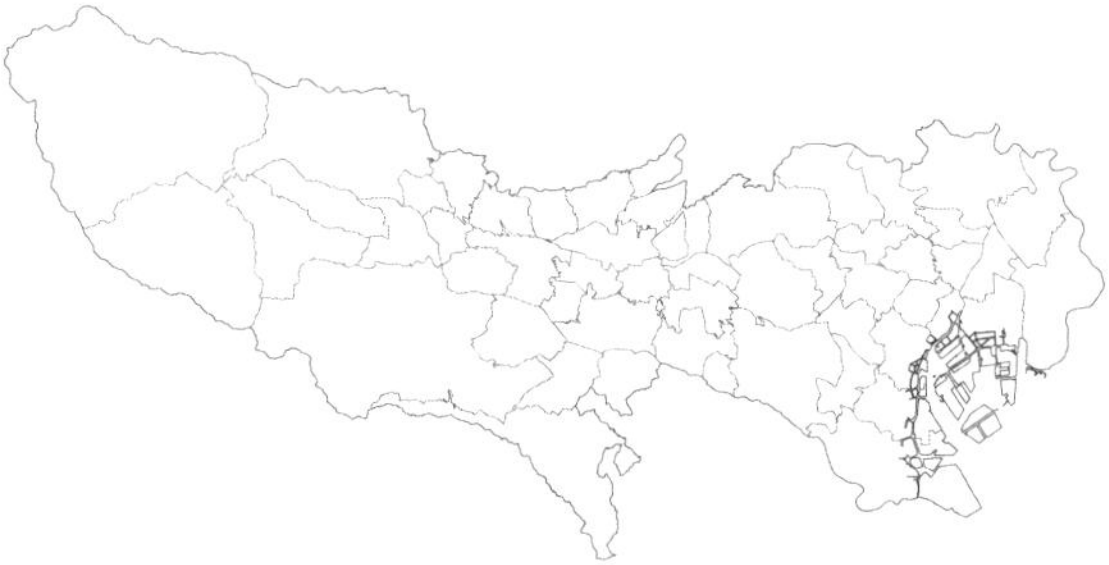
図62　東京都

都市封鎖は、がんを検査しないで単にまず切除するという方法と同じである。がん治療でいちばん重要なことは、他の臓器への転移（身体の他の部分でがん細胞が増殖してしまうこと）に対処することである。精密な検査をして、もし転移しているならば、まず薬物治療や放射線治療をするなど細かな対策を立てなければならない。そのうえでがんの部位を手術するなど、状況に応じて治療を柔軟に進めることが重要だ。

いろいろな情報を分析すると、都市封鎖は有力な方法ではないように筆者は考えている。

コロナウイルスは多数のかぜの原因になるが、気温の上昇に弱く春先から夏にかけて自然消滅していた。その間に集団は自然免疫力をもつ。そのため翌年には、集団免疫力がない別の型のコロナウイルスが流行する。去年のかぜは喉が痛くなったが今年のかぜはおなかにくる、などというのはそのためである。毎年違うウイルスなので、標的になる部位が異なるのである。インフルエンザも同様で、変異しやすく異なる型のインフルエンザが出るため根絶が困難だ。

熱帯地方でも感染者が出たように、新型コロナが気温の上昇に強く、空気感染するので感染者数の増加を完全に止めることは理論的に難しい。人の移動を完全に止めることはできないからだ。

二〇二〇年七月二十三日に、こんなニュースが流れた。十九歳の女子大生が帰郷後、東京の新宿にある劇場で新型コロナに集団感染したことがわかったのだ。

知事は緊急会見を開き、大規模なＰＣＲ検査が行われ、通っている学校は閉鎖。（略）
二カ月ぶりの感染者の発覚に、＊＊県内は大騒ぎとなった。
「＊＊県知事と女子大生の通う県立大学の学長が同席し、記者会見した。（略）」
学長は同じキャンパスに通う学生と教職員にＰＣＲ検査を要請すると表明。女子大生は無症状だったが、指定医療機関に入院することが決定した。（略）
県立大学のキャンパスが閉鎖された。女子大生のアルバイト先のホームセンターと焼き鳥屋は店舗名が公表された上で、自主的に臨時休業を始めた。（略）
　感染発覚から五日が経った七月十九日、すでに当該キャンパスに通っていた学生と教職員五百九十三人の検査は終わり、全員の陰性が確認されていた。また、アルバイト先の従業員、客、東京からの高速路線バスの乗客ら七十三人も検査を受け、こちらも全員が陰性だった。（略）
ただ、検査を受けた全員が陰性だっただけでは、女子大生をめぐる騒動は幕引きとはならなかった。[10]

その後もさまざまな噂が流れ、イベントが中止になったり、女子大生のバイト先の焼き鳥屋で飲食した男性が自主的に家に閉じこもったりと、波紋が広がった。しかも、次のような記述もあった。

大学関係者でもない四囲の住民が、見てきたかのように女子大生の素性を語りまくる。しかし、詳しく聞いてみると、その情報に何一つ裏付けはなかった。(11)

二〇二〇年五月頃、勤務する病院で同様の経験をした。「病院の前にバスが停まっていたと、年配の知り合いが電話してきた」とある患者が言った。どうやらその人は、多数の新型コロナ患者がバスで病院に来て入院したと言ったようだ。だが電話の主はダイヤモンド・プリンセス号の乗客が、バスで施設に入所したのと頭のなかで交ざったようだ。まず、①即入院する患者がチャーターされたバスで病院に来ることはない。また、②正面入り口から、大量の患者が入院することもない。埼玉病院にも、どこにでもある救急患者搬入口がある。さらに、③正面玄関前は狭くて、定期運行バスがひっきりなしに多方向から来るので、とてもバスを留め置きする余裕はないのである。

また、「この病院には、新型コロナ患者が入院しているんですよ」と、サスペンスドラマの犯人を私は知っていますよといわんばかりの口調で言われたこともある。そのときは返事ができなかった。

筆者のところにも、三十分後に都市封鎖の宣言があるのですぐに食料を買いだめして、地方の親類にも伝えるようにというメールや研究所爆破の予告動画などが回ってきた。少なくとも私に送ってきた人は善意なのだが、善意だからこそ怖い。

東京都知事は〔七月：引用者注〕二十二日、警視庁本部を訪れ、警視総監と面会し、新型コロナウイルス感染拡大防止への協力を要請した。都知事はこの後の記者会見で「警視庁と都庁が連携し、風俗営業の店に対する感染予防策の徹底を図ると話してきた」と説明。感染者が相次ぐ「夜の街」関連の店舗への立ち入りを含め対策を検討する。

夜の街をめぐっては、官房長官が「風営法に基づく立ち入りの機会に警察が感染防止対策の徹底の呼び掛けを行う」と発言。都知事は会見で「風営法を根拠に感染症対策をするものではない」とした上で、「方法は検討中だが、主要な繁華街を手始めに速やかに実施する」と述べた。(12)

「風営法」とは正式には「風俗営業等の規制及び業務の適正化等に関する法律」といい、この記事の内容は、感染者が拡大しているキャバクラやホストクラブを含む「接待飲食等営業」に歯止めをかけようという意図と思われる。

だがこれには法的根拠がなく、警視庁訪問は政治的なパフォーマンスだろう。法治国家である日本が本腰で警察権を行使するなら、ここまで本書でみてきた歴史と同じ道をたどることになる。本書の趣旨の一つは、どのような形であれ過度の強制力を執行すると、個人がどのように反応するかは歴史が明らかにしているのを示すことだ。知事が錯覚を都民に与えることは大変危険である。

菅氏は会見で、新型コロナウイルス感染者のうち軽症者や無症状者が療養するホテルの部屋数について、都は確保が遅れているとの認識を表明。「宿泊施設の確保で必要な費用は国が支援している」とした上で、「六月三十日に二千八百六十五部屋、七月七日に千三百七部屋だったが、七月十六日には三百七十部屋になった。こうしたことについて早急に対応すると報告を（都から）受けている」（略）
感染者が急増を受けて、都の部屋確保数が逼迫《ひっぱく》している現状を指摘[13]

なすべきは、緩やかに隔離できるところを常に確保したり、柔軟でこまやかな対応をしたりすることだ。二〇二〇年五月に都知事は東京アラート（警報）を出したが、そのときの感染者数の何十倍にもなりながらその基準を廃棄して代案はない。日本中に東京は危ないという印象を刻み付けただけだった。実際に、筆者も地方の友人に会うのを断られた。しかし大都市は人が触れ合うところなので、空気感染は止めることができない。

日本は感染源の中国の武漢に地理的に近く、人の往来も盛んだったために最初の波が訪れた。そのため、感染が広がっていない国から批判にさらされることも多かった。だが、対応はいままでの長い蓄積から大筋では誤っていなかった。

日本では、過去におこなってきたきめ細かい検査と隔離という新型コロナにも有力な対応手段があるが、それは人間の心理も織り込みながらおこなわなければならない。医療設備も整っているので、既存病院へのこまめな入院・治療で対応するのがいいだろう。政治的にはうまく対処できなかったが、日本は長い時間をかけて完成され維持してきた医療体制と行政制度をもっている。そのため、日本の死亡者数は抑えられている。

他の国と違って重症者や亡くなる人が少ないのを、不思議がる人もいる。日本は何か自信をなくしている。しかし重症化すれば日本ではすぐに、適切な治療を受けることができる。

強圧的な隔離をしようとすると、人間の心理としてはその場から逃げようとする。実際、武漢封鎖直前には多数の人が脱出した。そのあとに少なくとも中国各地で感染者数が増大したのだ。

病院と名がついているとしても、設備が整わない隔離施設に多数の患者を入れることは適切ではない。感染が濃厚になるだけで、過労が生じると若くて健康でも医療者とそれを補助する者も感染症で倒れていく。

本書で紹介した、過去に例があったような避病院への攻撃と破壊行為は何の意味もない。隔離をただ否定するだけでは、いい方向には何も向かないのである。

注

（1）国立病院機構埼玉病院：埼玉県和光市諏訪二丁目一番

（2）「横浜貿易新報」一九一八年十一月十日付（内山秀夫／香内信子編集・解題『与謝野晶子評論著作集』第十八巻』所収、龍溪書舎、二〇〇二年）

（3）「ウイルスvs人類3　スペイン風邪　100年前の教訓」『ＢＳ１スペシャル』ＢＳ１、二〇二〇年五月二十一日、二十一時―二十一時五十分放送

（4）「読売新聞」二〇二〇年六月七日付

（5）東京ゴルフ倶楽部：さらに移転し現存する。埼玉県狭山市柏原一九八四番

（6）聞き取り調査は二〇一九年五月二十三日に実施した。

（7）「ナイル川クルーズ船の45人が感染　うち19人は外国人」「朝日新聞 DIGITAL」二〇二〇年三月八日配信（https://www.asahi.com/articles/ASN386FJBN38UHBI012.html）［二〇二〇年六月八日アクセス］

（8）院内感染症対策講習会資料「埼玉病院における COVID-19対応」二〇二〇年五月二十五日

（9）「北京、コロナ発症者72人増」「KYODO」二〇二〇年六月十五日付（https://this.kiji.is/6448084401 49853281）［二〇二〇年九月二十八日アクセス］

（10）安藤華奈「たった1人の感染者が地方都市にコロナを持ち込むとどうなるか？」「文春オンライン」二〇二〇年七月二十三日配信（https://bunshun.jp/articles/-/39193）［二〇二〇年九月二十八日アクセス］

（11）同記事

（12）「小池都知事、警視庁にコロナ対策要請　「夜の街」立ち入り検討」「時事ドットコム」二〇二〇年七月二十二日配信（https://www.jiji.com/jc/article?k=2020072201153&g=soc）［二〇二〇年九月二十八日アクセス］。記事にある個人名は省略した。

（13）「菅氏vs小池知事　ホテルの部屋数めぐり再び火花」「日刊スポーツ」二〇二〇年七月二十日配信（https://www.nikkansports.com/general/nikkan/news/202007200000826.html）

あとがき

総合病院では、がん患者のメンタル相談もしている。過去に別の病院で、抗がん剤治療を中止したいという入院患者の話を聞いた。開業している歯科医師だった。抗がん剤治療をするとかえって体が悪くなるという本を読んで共感したようだ。先が見えないがん治療に、精神的にまいってしまったらしい。その患者の息子が歯学部の学生だったので、あと数年は自分ががんばらなくてはいけないという思いもあったのだろう。

しばらくして、その患者が再入院したので呼ばれた。典型的な黄疸が出て、身体症状が急激に悪化していた。がんのために胆道がふさがり、ビリルビンが出口を失って血液中に出て身体が黄色くなる症状だ。「またきましょうか」と声をかけたが、「もういいです」と力がない返事があった。心が折れてしまったようだ。前日まで自院で歯科診療をしていたので、影響はその患者たちにも及んだ。

がんかなと思っても、怖くて病院に行けないで手遅れになってしまうこともある。また世の中には、乳がんの日帰り手術をおこなっているクリニックもある。がんの場合、転移が怖い。そのようなクリニックで、安易に日帰り手術をして再発した人も経験した。

新型コロナに関していえば、雑誌などがあたかも病院が危ないかのようにあおっている。それが例えば子どもの予防接種の遅れなどに影響していて、政府は受診を呼びかけている。

遅らせないで！　子どもの予防接種と新型コロナウイルス対策が気になる保護者の方へ。（略）赤ちゃ

んの予防接種を遅らせると、免疫がつくのが遅れ、重い感染症になるリスクが高まります。(1)

新型コロナのせいで医師が感染して亡くなり、また患者が減って病院が倒産している。医療者の収入が激減すると書いている記事も複数見た。しかし、いまはそんなことを論じる時期ではないだろう。分析・考察が正確でないと、データから突拍子もない結論を導いてしまいかねない。ホテルや会社などでも厳しい基準を設けているだろうが、病院でも職員に呼びかけている。

一メートル以内（手を伸ばして届く距離）で会話した→濃厚接触者（略）

基本　食事中は会話しない！(2)

薬の治験はフェーズ1からフェーズ4まで四段階あり、副作用を防ぐために厳格におこなわれて日数がかかる。フェーズ3、4の治験には参加したことがあるが大変だった。だが、試しにある薬を芸能人に飲ませたら効いたので承認しろという声が上がり、また治験期間を大幅に短縮する国さえある。

しかし、強圧的な行動をとって言論は弾圧できても、感染症は弾圧できない。

日本はコツコツとしたまめさと繊細さで、風土病という国内の特定地域の感染症も克服した。いわゆるツツガムシ病、(3)フィラリア、日本住血吸虫などである。

タバコを吸い、連日夜中まで酒を飲むのは最悪な結果を招く。解剖実習をするとわかるが、途中で禁煙しても肺は真っ黒で換気機能は低下している。煙を吸い込んでいるので当然の結果だ。体を休ませて、免疫力を少しでも低下させないようにしなければならない。重要なのは検査で陽性が判明することではなく、重症化しないことだ。

　不安に駆られて過剰な行動に走ると、暴力行為に近いことや犯罪のように、隣家の病気感染を通報する事態まで起こしかねない。事実、過去にはそういうことがあったのも本書ではみてきた。

　本書の記述で、本筋と関係がないことを論じているように感じる箇所もあるかもしれないが、当時の感染症の世界を理解するためにいろいろな事例や補足を記した。筆者が小さい頃、列車のトイレに入ると線路と地面が見えた[4]。汲み取りトイレの時代、汲みに来た人が家族の糖尿病を教えた[5]のも有名な話だ。そういう世界での感染症対策の難しさを想像してほしい。

　不思議なことに、自閉傾向がある精神状態が悪い患者は隔離と拘束を負担に感じない。そのように隔離と拘束の心理的研究の一つとして、かなり前から避病院を中心に感染症史料を集めていた。このような形にまとめるとは予想していなかったが、書き上げることができてよかったと思う。

*

　高校時代には、帰りに神田神保町の古本屋街をふらふらと歩き回った。小商いをしていた両親から商売を継ぐように言われたが、医者になればいいとも言われた。

　四十代のときに七百床の精神科病院に勤め、あまりのストレスに自分は何をしたかったかを考えた。文学部にいきたかったと気づき、働きながら大学に通って卒業した。本当に楽しかったが、教育というのは恐ろしいものだ。学んだ歴史学科では、現場に行って原文を読むように叩き込まれた。

　史料を集めるのは、砂金取りに似ている。十何万冊の本を読んだが、根気よく文章をさらっているとたまにきらりと光るものを見つける。それらを丹念に集めると一冊の本になる。ストレスがたまると本を書き、医療現場一筋で四十年がたった。本書が少しでも社会に役立てたら、大変うれしい。

二〇二〇年十一月

金川英雄

注

（1）厚生労働省「遅らせないで！　子どもの予防接種と乳幼児検診――新型コロナウイルス対策が気になる保護者の方へ」（https://www.mhlw.go.jp/content/10900000/000637649.pdf）［二〇二〇年八月十五日アクセス］

（2）埼玉病院 COVID-19ニュース、二〇二〇年八月十三日

（3）ツツガムシ病：やくみつる『やくみつるの秘境漫遊記』（文藝春秋、二〇一五年）九四ページに、ホンジュラスに行って、同行ディレクターと通訳の女性が発症した話が載っている。世界で絶滅したわけではない。

（4）排泄物を垂れ流しにしていたからだ。そのため、駅に停車中はトイレに入らないのがマナーだった。

（5）糖が尿から出るため、甘い匂いがしたという。

［著者略歴］
金川英雄（かねかわ・ひでお）
1953年生まれ
1980年3月、昭和大学医学部卒業、84年3月、昭和大学大学院医学研究科博士課程修了。昭和大学附属烏山病院、昭和大学医学部助手を経て、93年10月から東京武蔵野病院、2013年4月から横須賀市立うわまち病院、15年4月から関東労災病院勤務、18年7月から国立病院機構埼玉病院に勤務、19年4月に精神科外来を立ち上げ、現在、精神科部長
2002年3月に慶應義塾大学文学部卒業、帝京平成大学客員教授を経て、13年7月から昭和大学精神神経科教室客員教授
医学博士、精神保健指定医、日本精神神経学会専門医・指導医
著書に『三浦半島の医療史――国公立病院の源流をたどる』『日本の精神医療史――明治から昭和初期まで』、共著に『精神病院の社会史』（いずれも青弓社）、翻訳・解説に『［現代語訳］呉秀三・樫田五郎 精神病者私宅監置の実況』（医学書院）、『［現代語訳］わが国における精神病に関する最近の施設』（青弓社）など

感染症《かんせんしょう》と隔離《かくり》の社会史《しゃかいし》　避病院の日本近代を読む

発行――2020年11月26日　第1刷
定価――2400円＋税
著者――金川英雄
発行者――矢野恵二
発行所――株式会社青弓社
〒162-0801 東京都新宿区山吹町337
電話 03-3268-0381（代）
http://www.seikyusha.co.jp
印刷所――三松堂
製本所――三松堂

ISBN978-4-7872-3479-7　C0036

金川英雄

三浦半島の医療史

国公立病院の源流をたどる

軍港があり、工業地帯も有し、地形的な特徴もある三浦半島の病院の歴史を、街と病院を微細に探索して資料をひもとくことで明らかにする。一地域の医療史から、国公立病院の社会的な背景と展開を掘り起こす。　定価2400円＋税

呉 秀三　金川英雄訳・解説

[現代語訳]わが国における精神病に関する最近の施設

呉秀三／樫田五郎『精神病者私宅監置の実況』に並び、近代日本の精神医療導入を知るうえで欠かすことができない一次史料の待望の現代語訳。樫田五郎『日本における精神病学の日乗』もあわせて翻訳。　定価3000円＋税

富田三樹生

精神病院の改革に向けて

医療観察法批判と精神医療

医療観察法は、犯罪抑止のための保安処分が目的か、精神障害者の治療と社会復帰のためのものか。貧困な精神障害者対策を背景にした病院事情を支える医療観察法を批判し、民間精神病院の改善を提言する。　定価3000円＋税

石原あえか　大西成明写真

日本のムラージュ

近代医学と模型技術　皮膚病・キノコ・寄生虫

文豪ゲーテがいち早くその価値に気づき支援を惜しまなかった蝋製医学模型標本「ムラージュ」。博物館や教室の奥で忘れられていたムラージュに光をあて、その歴史を丹念に掘り起こす第一級史料。フルカラー。　定価3600円＋税

大出春江

産婆と産院の日本近代

戦前から戦後、そして現在に至る産婆・助産婦の実践の歴史を、ライフヒストリー、雑誌分析、行政資料などから多角的に描き出す。出産の近代化を支えた産婆・助産婦の営みから、「助産」の重要性を説く。　定価2800円＋税